临床常见心血管疾病诊疗学

主编 彭 玲 等

吉林科学技术出版社

图书在版编目（ＣＩＰ）数据

临床常见心血管疾病诊疗学 / 彭玲等主编. -- 长春：吉林科学技术出版社，2022.4

ISBN 978-7-5578-9524-2

Ⅰ．①临⋯ Ⅱ．①彭⋯ Ⅲ．①心脏血管疾病－诊疗 Ⅳ．①R54

中国版本图书馆 CIP 数据核字(2022)第 115952 号

临床常见心血管疾病诊疗学

主　　编　彭　玲　等

出 版 人　宛　霞

责任编辑　练闽琼

封面设计　猎英图书

制　　版　猎英图书

幅面尺寸　210mm×285mm

开　　本　16

字　　数　160 千字

印　　张　6.75

印　　数　1-1500 册

版　　次　2022 年 4 月第 1 版

印　　次　2023 年 3 月第 1 次印刷

出　　版　吉林科学技术出版社

发　　行　吉林科学技术出版社

地　　址　长春市福祉大路 5788 号

邮　　编　130118

发行部电话/传真　0431—81629529　81629530　81629531
　　　　　　　　　　　　　81629532　81629533　81629534

储运部电话　0431-86059116

编辑部电话　0431-81629510

印　　刷　三河市嵩川印刷有限公司

书　　号　ISBN 978-7-5578-9524-2

定　　价　48.00 元

前 言

心血管疾病学是在一代又一代长期从事心血管专业的医师和科研人员不断地研究和临床实践的基础上发展起来的，涉及多个不同的专业领域，与多个其他学科联系紧密。虽然人们的生活水平和医疗条件得到了显著改善，但心血管疾病发病率仍然"井喷"般爆破性增长，严重危害人们的身心健康，备受社会各界关注。与此同时，人们对心血管疾病的诊断、治疗领域的研究也空前活跃，各种新的诊疗理论和方法应运而生。

心血管疾病的致病原因复杂，诊疗方法多种多样，学术理论、技术知识浩如烟海。在编写过程中兼顾实用性、前沿性、可读性。

目 录

第一章　冠心病的流行病学与危险因素

第一节　冠心病的流行病学

　　冠心病发病率有明显的地区和性别差异。总体来说，男性多于女性，发达国家多于发展中国家，脑力劳动者多于体力劳动者。1978 年世界卫生组织（WHO）公布了欧洲 12 个国家心肌梗死发病率，男女发病率最高均为芬兰，分别为 730/10 万和 160/10 万；男性最低为罗马尼亚 105/10 万，女性最低为保加利亚 20/10 万。冠心病是西方发达国家人群的主要死因，其年死亡数可占到总死亡数的 1/3 左右。美国冠心病相关的猝死的发生率在 30 万/年～40 万/年。美国从 20 世纪 60 年代开始，冠心病死亡率呈下降趋势，得益于 20 世纪 60—80 年代美国所进行的降低冠心病危险因素的努力。

　　从世界范围来看，我国目前冠心病发病率和死亡率仍属于较低国家。然而近 20 年来，随着社会经济的快速发展和人们生活方式的改变，我国冠心病的发病率有显著的上升趋势。我国冠心病有较显著的地区差异，北方省市普遍高于南方省市，城市高于农村。冠心病死亡率位于肿瘤、脑血管意外之后居第三位，预计到 2025 年将位居首位。2008 年中国卫生服务第四次家庭健康询问调查的结果显示：城市缺血性心脏病的患病率为 4.8‰，城乡合计为 7.7‰。与 2003 年第三次调查数据相比（城市 12.4‰，城乡合计 4.6‰）有较大幅度升高。在所有心脏病死亡的构成比中，冠心病所占的比例也逐渐加大。2011 年中国心血管疾病报告显示，根据中国冠心病政策模型预测，2010—2030 年中国 35～84 岁人群心血管疾病（心绞痛、心肌梗死、冠心病猝死）事件数增加将＞50%。据《2012 中国心血管病报告》我国心血管病患者为 2.9 亿，每 10 秒就有 1 人死于心血管疾病，占总死亡数的 41%。其中冠心病，尤其急性心肌梗死危害最大，我国平均每年有 200 万新发心肌梗死患者，且以每年 10.42% 的速度增长，严重威胁人类健康并给社会带来沉重负担。根据最新发布的《中国心血管病报告》显示，我国心血管疾病流行趋势明显，导致心血管疾病发病人数增加。总体上看，我国心血管疾病患病率及死亡率仍处于上升阶段。目前心血管疾病占居民疾病死亡构成的 40% 以上，为我国居民的首位死因。无论城市或农村、男性或女性，急性心肌梗死（AMI）死亡率均随年龄的增加而增加，40 岁开始显著上升，其递增趋势近似于指数关系。《中国卫生和计划生育统计年鉴 2014》显示，2013 年我国城市居民冠心病死亡率为 100.86/10 万，农村居民为 98.68/10 万，与 2012 年（分别为 93.17/10 万，68.62/10 万）相比明显提高。城市冠心病死亡率高于农村，但两者之间的差距正在明显缩小，男性高于女性。AMI 死亡率呈上升趋势。China PEACE 研究对 2001—2011 年 13815 例 ST 段抬高心肌梗死患者的分析数据显示，AMI 住院率呈逐年上升趋势，入院 24 小时内阿司匹林和氯吡格雷的使用率显著增加，虽然直接经皮冠状动脉介入治疗（PCI）的使用不断增多，但由于接受溶栓治疗的患者比例降低，因而总的接受再灌注治疗患者比例并未提高。

WHO 预测，预计到 2025 年，全球每年有 2500 万人死于心血管疾病，其中的 1900 万人在发展中国家。

因此，目前冠心病的预防及诊治工作已成为临床心血管科的重中之重。

第二节　冠心病的危险因素

一、冠心病的主要易患因素

影响冠心病发病的危险因素自幼年开始，在不同的年龄组，各种危险因素对机体所发挥的作用可能不同。自 20 世纪 50 年代开始，以美国 Framingham 研究为代表的流行病学研究已经确认了一系列冠心病的危险因素，包括年龄、吸烟、血压和血清总胆固醇（TC）增高等，此后称之为"传统危险因素"。随着循证医学的发展，人们对导致冠心病的危险因素又有了新的认识，除解释了一些传统危险因素不能完全解释的冠心病发病机制问题外，还被用于冠心病的一级和二级预防。血脂有关成分、代谢相关因子、炎症相关因子、基因多态性和心理因素等被称为"新危险因素"。

冠心病的主要危险因素如下。

（1）高血压：无论收缩压还是舒张压的升高均会增加冠心病的发生风险。大量研究表明，高血压是冠心病的主要危险因素。无论单因素分析还是多因素分析均显示，收缩压和舒张压均与冠心病发病率显著相关，而且随着血压升高，冠心病的发病率和死亡率均呈上升趋势。即使血压处于正常高值（120～139/80～89mmHg，1mmHg＝0.133kPa），其危险性也高于完全正常的人群（＜130/80mmHg）。在一项中国人群的研究证实，在＞60 岁人群中，收缩压与不良心血管事件及心血管疾病死亡率具有更加密切的联系。

（2）血脂异常：高胆固醇（TC）血症、高三酰甘油（TG）血症与冠心病的发病均存在关联，尤其是低密度脂蛋白胆固醇（LDL-C）。胆固醇是动脉粥样斑块的重要组成物质，已经被大量的人群研究及动物实验所证实。Framingham 研究证实血胆固醇水平为 5.2～5.72mmol/L 时，冠心病发生风险相对稳定，超过此限度，冠心病发生风险将随胆固醇水平的升高而增加。血胆固醇分为不同组分，其中 LDL-C 与心血管疾病发生成正相关，而高密度脂蛋白胆固醇（HDL-C）则与心血管疾病发生成负相关。PROCAM 研究证实了 TC 与 HDL-C 的比值在预测冠心病发生风险中具有重要意义。近年有学者提出高 TG 血症是冠心病的独立危险因素，Stockholm 等研究发现冠心病和 TG 的线性关系。但 2014 年英国学会联合会（JBS）心血管疾病预防指南指出，当将 TC、HDL-C 两种因素纳入综合分析时，高 TG 血症并不能增加冠心病的发生风险。

（3）糖尿病：它是冠心病发病的高危因素。流行病学研究显示，糖尿病患者易发冠心病，糖尿病是冠心病的等危症。Framingham 研究显示男性糖尿病患者冠心病发病率较非糖尿病患者高 2 倍，女性糖尿病患者冠心病发生风险则增加 4 倍。在糖尿病患者中，血糖水平的高低也与冠心病发生风险密切相关。1997 年芝加哥开展的大规模临床调查显示，糖负荷 1 小时后的血糖水平和冠心病、脑卒中及全因死亡呈显著正相关。

（4）肥胖和超重：肥胖在冠心病危险因素中的作用是被逐步发现的。Framingham 研究发现，肥胖的 OR 仅为 1.01，基本可以认定为无直接关联。但后续的多项前瞻性研究证明，超重可增加冠心病发生风险，向心性肥胖更是冠心病的高危因素。实际上心血管疾病发生风险的增加不仅限于与重度肥胖有关，在"正常体重"范围上限时心血管疾病的发生风险就开始增加，随着体重的增加，危险逐步增大。

（5）吸烟：其作为冠心病的重要危险因素之一已经达成基本共识。冠心病发生风险与每天吸烟量以及烟龄长短有关。Framingham 研究发现，每天吸烟大于、等于、小于 20 支的人群，其冠心病发生风险分别提高 7.25 倍、2.47 倍、1.43 倍，此外，吸烟者心肌梗死的发生风险比不吸烟者高出 1.5～2.0 倍。

（6）不良饮食习惯：包括过量的热量摄入导致的超重和肥胖，过多的胆固醇摄入引起血脂紊乱，过多的盐摄入导致血压不稳等。

（7）性别：冠心病发病存在性别差异。研究发现美国白人和非白人的男性冠心病发病率均高于女性，Framingham 研究发现绝经后女性冠心病发病率为非绝经女性的 2 倍。

（8）心理社会因素：包括环境应激源和个性特征模式两方面。暴露于应激源可以指急性的一次应激，也可以指高度紧张工作条件下的长期慢性紧张。个人应对环境紧张的行为反应包括了抑郁等心理因素，还包括了不健康的生活方式，如吸烟、不合理的饮食习惯、缺乏运动等。研究认为，沮丧和敌意等情绪因素对冠心病发病率和死亡率的影响独立于传统危险因素之外。在实际临床工作中，当面对患者个体时，需从整体观点出发进行评价，如其危险因素可能包括了社会环境、工作状况、个人情绪反应以及生活方式等多个方面，全面改善这些危险因素可能会提高治疗效果。

（9）遗传因素：瑞典的一项针对 2 万对双生子的长期随访研究显示，以年龄计算的冠心病死亡相对危险度在单卵双生子中为双卵双生子的 2 倍，表明遗传因素对冠心病有较强的影响。如家族性高脂血症中载脂蛋白基因多态性对血脂水平的影响，血管紧张素转化酶（ACE）基因多态性对支架术后再狭窄的反应过程等，均可能对冠心病的发病及治疗过程产生影响。

二、冠心病的次要易患因素

（1）年龄：动脉粥样硬化的发生可追溯到少儿时期，逐渐加重，尤其是 49 岁以后，进展较快，这可能与老龄化引起的内皮功能障碍和内皮功能修复能力衰退有关。近年来，随着生活方式、饮食习惯的改变，冠心病的发病年龄有年轻化趋势。

（2）饮食：常进食较高热量、较多的动物性脂肪、胆固醇、糖和盐者，易致血脂异常、肥胖、高血压和糖尿病，易患本病，故西方的饮食方式是致病因素。

（3）精神因素：精神因素对冠心病的发病具有重要作用。A 型性格者其冠心病的发病率较高。慢性情绪压抑或长期精神紧张、常因交感和副交感神经活动之间的不平衡，儿茶酚胺类物质释放增加和（或）血压增高，使冠心病的发病率增加，或使已患病者病情加重。

三、冠心病新提出的易患因素

（1）感染因素：巨细胞病毒、肺炎衣原体等与本病有关。

（2）炎性因子：如 C 反应蛋白、黏附因子等。

（3）凝血因子：如纤维蛋白原增高、第Ⅷ因子增高等。

（4）基因的多态性：血管紧张素转换酶基因、载脂蛋白 E、AI 等基因的多态性。

（5）体内铁贮存增多。

（6）血同型半胱氨酸增高。

（7）水质硬的地区亦较高。

（8）高钙血症：因细胞内钙增多，可促进胆固醇沉积，从而形成动脉粥样硬化斑块。

（9）某些伴有脂质代谢紊乱的疾病：如黄色素瘤病、甲状腺功能减退症等，易发生冠状动脉粥样硬化。

（10）食物中缺少抗氧化剂：如维生素 E、维生素 A 等。

第二章　冠心病的发病机制与病理生理

第一节　冠心病的发病机制

目前，世界上有 4000 万冠心病（CHD）患者。CHD 代表了疾病的连续性，世界卫生组织将冠心病分为 5 大类，即无症状性心肌缺血（隐匿型冠心病）、心绞痛、心肌梗死、缺血性心力衰竭和猝死。近年来，临床上将冠心病的临床类型分为慢性心肌缺血综合征和急性冠脉综合征（ACS）。ACS 代表了一组心肌缺血事件的临床谱，从不稳定心绞痛到非 ST 段抬高的心肌梗死（NSTEMI）到 ST 段抬高的心肌梗死（STEMI）。虽然临床表现不同，但其发病机制雷同：由于冠状动脉内皮破损触发血栓事件，紧接着发生炎症、细胞信号传导、免疫调节、细胞增生、血管再生、血管收缩和细胞死亡等一系列过程。对动脉硬化、血栓形成以及冠心病发病机制的广泛理解最终有助于对这一常见同时有致命性疾病的预防、诊断和治疗。

一、冠状动脉粥样硬化的发病机制

冠状动脉粥样硬化是导致冠心病（CHD）发病的主要和潜在性机制。动脉粥样硬化的发展是相对比较缓慢的过程，从最初的脂质点到典型的纤维粥样斑块一般需要数年，甚至几十年的时间。但在吸烟、血脂异常、高血糖等条件下，动脉粥样硬化的发展会明显加速。对动脉粥样硬化发病机制的探讨，曾有多达 10 余种的学说从不同角度进行阐述，如脂质浸润学说、血栓形成学说、致突变学说、受体缺失学说等。1976 年，Ross 等建立内皮损伤反应学说，之后不断补充修改，提出动脉粥样硬化形成是一个慢性炎症性疾病，这个观点已经越来越得到大家的公认。动脉粥样硬化和其他炎症性疾病如肝炎、类风湿关节炎、肾小球硬化、肺纤维化、慢性胰腺炎等的共同之处是均表现为单核细胞、巨噬细胞和淋巴细胞浸润而无粒细胞的浸润（类风湿关节炎和肺纤维化可有或无粒细胞浸润）。其不同之处在于常见的慢性炎症是成纤维细胞增生并产生胶原和其他间质，缺乏成纤维细胞的动脉内膜则由平滑肌细胞起此作用。

动脉硬化的好发部位：剪切力较低的部位、容易形成涡流的动脉分叉或弯曲处。近年来，在有血流动力学变化部位的血管内皮和白细胞内发现某些细胞黏附因子基因表达上的上调，如细胞间黏附分子（ICAM-1）和血管细胞黏附分子（VCAM-1）。由于内皮细胞直接与血流接触，各种损伤刺激和心血管危险因素如吸烟、高血脂、高血压、高血糖、高同型半胱氨酸血症等，均首先作用于血管内皮细胞，引起功能的降低或紊乱，导致内皮功能障碍。内皮功能障碍的判断目前尚缺乏金标准，比较公认的是将一氧化氮生成减少作为内皮功能障碍的标志，也可通过血管收缩舒张功能的异常来表示。内皮功能障碍被认为是动脉粥样硬化形成的起始点和关键点。内皮功能受损后，能够产生和释放黏附分子、趋化因子等细胞因子，并且产生更多的活性氧，一方面可以增加单核细胞、淋巴细胞等白细胞和内皮细胞之间的相互作用；另一方面，活性氧和 NO 结合，生成亚硝酸盐等活性氮类，减少 NO 的含量，损害血管的舒缩功能。这一过程导致了内皮局部的单核细胞和 T 细胞的黏附、迁移和聚集。内皮细胞、单核细胞和血管平滑肌细胞产生的化学趋化物如，单核细胞趋化蛋白（MCP-1）、骨桥蛋白和修饰后的低密度脂蛋白（LDL）进一步吸引单核细胞、巨噬细胞和 T 细胞到血管内皮，进而移行至血管壁。细胞黏附分子和受体的进一步上调动脉壁内皮下单核细胞的募集反应，单核细胞进入血管内皮下后成为巨噬细胞，通过清道夫受体吞噬 ox-LDL-C，如被吞噬的脂质不能被及时清除掉，脂质在细胞内积聚形成小的脂滴，使巨噬细胞逐渐转变为泡沫细胞，最终导致炎症区域脂质条纹的形成。

纤维斑块的形成是由于中膜平滑肌细胞（SMC）大量增生，穿插于巨噬细胞源性泡沫细胞之间，加上大量胶原纤维、少数弹性纤维及蛋白聚糖形成纤维帽。其下方可见不等量的泡沫细胞、SMC、细胞外脂质及炎细胞等。纤维斑块的特点是肉眼观为灰黄色不规则隆起的斑块，因斑块表层胶原纤维的增多及玻璃样变，斑块呈瓷白色。

粥样斑块是在纤维斑块的基础上形成的。泡沫细胞坏死崩解，释放出许多溶酶体酶，促进其他细胞坏死崩解，逐渐演变成粥样斑块。粥样斑块的特点：肉眼观，动脉内膜面见明显隆起的灰黄色斑块，向深部压迫中膜。切面，表层的纤维帽为瓷白色，深部为多量黄色粥糜样物质。镜检：胶原纤维玻璃样变，SMC 埋藏在细胞外基质中。深部为大量无定形坏死物质，其内富含细胞外脂质，并有胆固醇结晶、钙盐等。

复合性病变：在纤维斑块和粥样斑块的基础上，可继发以下病变：①斑块内出血，斑块内新生的血管破裂，形成斑块内血肿，可致斑块突然肿大，甚至使管径较小的动脉完全闭塞，导致急性供血中断；②斑块破裂，纤维帽破裂，粥样物自裂口溢入血流，遗留粥瘤性溃疡，入血的粥样物成为栓子可导致栓塞；③形成血栓，病灶处的内皮损伤和粥瘤性溃疡，使动脉壁内的胶原纤维暴露，血小板在局部聚集形成血栓。血栓可加重血管腔阻塞，导致梗死；如脱落，可致栓塞；血栓亦可发生机化再通；④钙化，钙盐沉着于纤维帽及粥瘤灶内，严重者，其硬如石；⑤动脉瘤形成，严重的粥样斑块引起相应局部中膜的萎缩和弹性下降，在血管内压力作用下，动脉管壁局限性扩张，称为动脉瘤，动脉瘤破裂可致大出血。

二、冠状动脉痉挛

1. 内皮功能障碍

NO 是主要的内源性血管舒张因子，NO 有松弛血管平滑肌，抑制平滑肌细胞增生，减少胶原纤维产生，抑制血小板黏附和聚集，抑制氧化应激等作用。内皮素-1（ET-1）是迄今所知最强的缩血管物质，是调节心血管功能的重要因子，对维持基础血管张力与心血管系统稳态起重要作用。内皮细胞在氧化应激等因素下功能受损，内皮细胞生成 NO 等舒张血管物质减少，内皮素-1 等收缩血管物质增加，血管舒缩功能发生障碍。内皮功能障碍使得冠状动脉容易发生痉挛。

2. 血管平滑肌细胞收缩应激性增高

血管平滑肌细胞对 Ca^{2+} 的敏感性增加，即"钙敏化"。Ca^{2+} 是平滑肌收缩的激活信号，钙通道阻滞药能够有效抑制冠状动脉痉挛的发生，表明钙敏化在冠状动脉痉挛的发生过程中发挥了非常重要的作用。

3. 自主神经功能紊乱

冠状动脉与自主神经之间有密切关系，同时受到交感神经和副交感神经支配。自主神经功能紊乱时，交感神经和儿茶酚胺系统活性下降，致使 β 受体的舒血管作用减弱，迷走神经系统收缩血管作用相应增强，导致冠状动脉痉挛的发生。

4．氧化应激

指机体组织氧自由基的生成增多，清除减少，导致活性氧蓄积。氧化应激可能会引起血管内皮细胞损伤，促进细胞凋亡，引起内皮功能障碍；还可以促进平滑肌细胞的增生，调节血管平滑肌细胞的表型转换，使血管平滑肌细胞的收缩反应性增加。因此，氧化应激可以通过内皮功能障碍和血管平滑肌收缩应激性增高促进冠状动脉痉挛的发生。

三、动脉粥样硬化斑块破裂和血栓形成

动脉粥样硬化斑块破裂的发生是一个多因素参与和调节的复杂过程。斑块破裂的过程中，内在因素起着更为重要的作用，外在因素最多只能是诱因，包括受多种冠心病危险因素影响的周围动脉压、冠状动脉内舒张压和心率等。

内在因素中，斑块破裂主要是由于斑块纤维帽较薄，炎症反应活跃，而平滑肌成分相对较少，斑块内有大而柔软的脂核。从生物工程学角度来看，覆盖脂核的纤维帽越厚，斑块周围应力越小；脂核越大，应力越大。血管狭窄的程度对斑块的应力影响较小。实际上，随狭窄程度增加，纤维帽增厚，斑块更不易破裂。由此可见，决定是否发生心血管事件的主要因素不是血管狭窄程度，而是冠状动脉管壁上的斑块稳定性，即易损斑块的存在。2006 年 Abela 等发表的研究认为，容易破裂的斑块常含有高浓度的胆固醇结晶，胆固醇结晶可能是导致动脉粥样斑块破裂的直接原因。他们发现，胆固醇可从过度饱和的液体形态中结晶析出；其中胆固醇含量与结晶析出的峰值水平以及速度存在直接相关性。当胆固醇结晶时，其最大容积可迅速增加45％以上。胆固醇结晶体可戳穿或剥离表膜层，引发血栓形成。

血栓形成通常发生在斑块破裂处。由于斑块破裂暴露出内皮下的胶原，激活凝血因子，启动凝血过程。血栓形成后，沿冠状动脉管腔蔓延。血栓的大小、形态和成分取决于血栓形成的部位、速度和形式。

四、冠状动脉微血管病变

近年来，冠状动脉微血管病变在心肌缺血中的地位受到重视。2013 年欧洲心脏病学会（ESC）将其列为稳定性冠心病的基本机制之一。

（一）微血管结构改变

微血管结构异常包括血管管腔狭窄和血管稀疏两个方面，这些改变会显著增加微循环的阻力造成心肌灌注障碍。

1．血管管腔狭窄

（1）血管内阻塞：主要表现为微血管栓塞。原因可能包括动脉粥样硬化斑块破碎物质、微栓子、中性粒细胞-血小板聚集。粥样斑块碎片和血栓物质主要发生在 PCI 过程中，与易损斑块的血管内干预有关。微栓塞常引起微小心肌梗死，伴有心肌损伤标志物的升高，与标志物不升高的 PCI 相比，患者的预后更差。微栓子和中性粒细胞-血小板聚集引起的微栓塞主要发生在 STEMI 溶栓术后或者直接 PCI 术后。与缺血-再灌注损伤有关，包括内皮功能障碍、炎症反应、血小板聚集和血管收缩。

（2）血管壁增厚：①血管重构，主要是由于平滑肌细胞肥大、血管中膜的胶原过度沉积以及不同程度的内膜增厚，壁内小动脉出现重构，血管壁明显增厚。这种微血管的重构弥漫存在于整个左心室心肌，有时也累及一部分右心室。重构会引起血管管腔的相对狭窄，管壁/管腔比例升高，继而使得冠状动脉最小阻力增加、心肌血流量和冠状动脉血流储备（CFR）降低。在肥厚型心肌病患者中，这种结构的异常比高血压患者更为显著。小冠状动脉的血管重构与特定的发病因素有关，并不是仅仅继发于血管超负荷和心肌细胞的肥大增生；②组织水肿，心肌缺血后，细胞内钠和钙超载会导致心肌细胞的肿胀，内皮细胞肿胀突起，并充满毛细血管直到微血管完全闭塞，同时内皮细胞裂隙间充满了红细胞。间质水肿导致微血管受压，影响微循环的完整性；③管壁浸润，浸润性心脏病，如 Anderson-Fabry 病和淀粉样变，使得代谢产物在内皮细胞、平滑肌细胞以及细胞间质中的异常浸润积聚，造成微血管管壁增厚。

（3）壁外压迫：在心动周期中，冠状动脉血流量（CBF）主要受心肌内压和心室内压在收缩期和舒张期的波动影响。CBF 主要是在舒张期发生，所以心脏舒张异常对心肌灌注的影响更大。而发生于原发性或继发性左室肥大的收缩期心肌内压和心室内压的增加也会对心肌灌注产生负性影响。事实上，在收缩期对微血管的压迫使得心内膜下血管不能为舒张期的扩张做好准备，从而影响到舒张期心内膜下微血管的心肌血流量。

2．血管稀疏

主动脉瓣狭窄、高血压等因素长期影响心肌负荷，造成心肌细胞肥厚、间质纤维化以及冠状动脉微血管的相对稀疏。

（二）微血管功能改变

引起冠状动脉微血管的功能性异常的因素更为复杂，主要包括内皮细胞、平滑肌细胞功能受损等血管内因素，神经-体液异常等血管外因素，表现为微血管舒张不良和收缩过度。

1．血管内因素

（1）内皮依赖的血管扩张功能障碍：无论是静息状态还是心肌耗氧量增加的情况下，在前小动脉水平，内皮细胞对冠状动脉微循环的血流量调节起着决定性影响。因此，内皮功能的改变通常会引起心肌血流量与心肌代谢需求之间的不平衡。主要通过以下机制实现：①NO 生成减少，NO 的产生和释放是内皮介导的血管扩张的重要机制，内皮细胞受损时，NO 的产生明显减少。其中 NO 合酶的活性减低是最常见的原因，在某些情况下，NO 合酶的辅助因子的减少也参与内皮介导血管舒张功能受损的发生；②NO 分解增多，NO 可以被很多因素灭活，其中起主要作用的是超氧化物阴离子。活性氧的生成过多，最终导致超氧化物阴离子产物在组织或微循环水平的增加。常出现在一些与内皮依赖的血管扩张障碍相关的临床状况中，包括糖尿病、肥胖、吸烟和其他心血管危险因素。

此外，功能失调的内皮也会削弱其抗血小板聚集、抗感染、抗增生的作用，反而会起到促聚集、促炎、促增生的不良作用。

（2）非内皮依赖的血管扩张功能障碍：尽管大量的数据表明非内皮依赖的血管扩张功能障碍在冠状动脉微血管病变中的重要作用，但其确切的病理生理机制仍然没有完全阐明。目前已知的是两个与平滑肌细胞松弛有关的细胞内信号转导途径的异常。途径之一是激活腺苷 A_2 受体和肾上腺素能 β_2 受体，腺苷酸环化酶激活后引起 cAMP 的生成增多。第二个细胞内途径由内皮细胞释放的 NO

来激活，依赖于鸟苷酸环化酶活化产生 cGMP。细胞内 cAMP 和 cGMP 的激活引起 ATP 依赖的钾通道的异常开放，最终导致细胞超极化和电压依赖性钙通道的关闭。因此，平滑肌细胞中以上途径相关受体、信号传导以及作用靶点的异常均可导致平滑肌松弛障碍。

冠状动脉微循环中非内皮依赖的平滑肌细胞松弛功能的改变可能是源自平滑肌细胞对活性代谢产物的反应性下降，这些代谢产物对冠状动脉血流量、自身调节和反应性充血均起到代谢调节的作用，也参与血流介导的血管扩张。包括腺苷、H^+、CO_2、H_2O_2、β_2 受体激动药、前列环素和 NO。但在临床工作中，这些物质对冠状动脉微血管病变的确切作用尚缺乏特异的检测手段。

2．血管外因素

（1）自主神经功能紊乱：交感神经占优势的交感迷走失平衡可引起微血管平滑肌收缩过度。迷走神经兴奋时，其节前纤维所释放的乙酰胆碱可使交感神经的节后纤维释放去甲肾上腺素，诱发微血管痉挛。

（2）体液因素异常：血管内皮细胞受损时，血栓素 A_2 释放增多，合成前列环素减少；血管内皮素（ET）增多，NO 合成减少。ET 增强去甲肾上腺素和 5-羟色胺对冠状动脉的收缩作用，破坏前列环素和血栓素 A_2 的平衡，诱发微血管痉挛。

值得注意的是，一些导致内皮功能障碍和促使内皮从血管扩张器向血管收缩器转变的心血管危险因素，如吸烟、高脂血症等造成的氧化应激状态，会促进体内强大的缩血管物质 ET-1 的产生和释放。而且，一些缩血管物质会选择性地强烈收缩微血管，却对心外膜冠状动脉产生微弱的影响。

第二节　冠心病的病理生理

冠心病是冠状动脉发生严重粥样硬化的狭窄或阻塞，或在此基础上合并痉挛以及血栓形成造成管腔阻塞，引起冠状动脉供血不足、心肌缺血或梗死的一种心脏病。其病理类型可以分为以下 4 种。

一、心绞痛

心绞痛是指由于冠状动脉供血不足和（或）心肌耗氧量骤增致使心肌急性、暂时性缺血缺氧所引起的临床综合征。

临床上将心绞痛分为以下几种类型。

1．稳定型劳累性心绞痛

指心绞痛的部位、性质、强度、持续时间、发作次数和诱因等在 3 个月内保持稳定，多有稳定的冠状动脉狭窄。

2．恶化性劳累性心绞痛

原为稳定型心绞痛，但在 3 个月内心绞痛的部位、性质、强度、持续时间、发作次数和诱因经常变动，进行性恶化，多在原有斑块基础上合并血栓形成或动脉痉挛。

3．变异性心绞痛

多在静息时发作，常因动脉痉挛引起。

心绞痛的产生主要是由于冠状动脉血流（CBF）和心肌代谢需求（MVO_2）之间的失衡。冠状动脉粥样硬化斑块不断进展或破裂，引起管腔狭窄或闭塞，导致心肌缺血缺氧或坏死。心肌能量代谢需要消耗大量的氧气。心肌耗氧量的多少主要取决于心率、心肌收缩力和心室壁张力，临床上常以"心率×收缩压"估计，心肌耗氧量。心肌细胞摄取血液氧含量可达到65%～75%，因此，心肌细胞对冠状动脉血流中的氧的摄取已接近于最大量，当心肌细胞氧需求量增加时，主要依靠增加冠状动脉的血流量来提供。在正常情况下，冠状动脉循环有很大的储备，其血流量随着身体的生理情况而变化，使冠状动脉的供血和心肌的需求之间保持动态的平衡。剧烈活动时，冠状动脉扩张，供血量可以增加到休息时的 6～7 倍。动脉粥样硬化病变不断进展，可以导致冠状动脉管腔有明显的固定狭窄（>50%～75%），正常活动或休息状态下，冠状动脉尚能为心肌提供足够的供血供氧，但在一定强度的运动、情绪激动等条件下，狭窄的冠状动脉不能有效的代偿性扩张，无法为心肌提供足够的血流和氧气，可导致"需氧增加性心肌缺血"。不稳定型动脉粥样硬化斑块发生破裂、糜烂或出血时，造成局部的血小板过度激活和聚集，形成血栓，导致管腔急剧地狭窄加重甚至闭塞，使得冠状动脉血流明显下降，心肌供血供氧严重不足，形成"供氧减少性心肌缺血"。冠状动脉粥样硬化导致的心肌损伤往往不是单一因素作用的，而是需氧量增加和供氧量减少两者共同作用的结果。此外，冠心病患者尚可有血管内皮功能失调，表现为对正常的血管扩张刺激如增加血流量、运动、心动过速、乙酰胆碱、冷压试验时冠状动脉不能扩张。

二、心肌梗死

心肌梗死指冠状动脉供血中断引起局部心肌坏死。临床上常有剧烈而持久的胸骨后疼痛，且不能完全缓解。主要由冠状动脉粥样硬化引起，通常在粥样斑块的基础上并发血栓形成或动脉持续性痉挛使血流进一步减少甚至中断。过度劳累也可使心脏负荷加重，导致心肌缺血。

心肌梗死的好发部位与冠状动脉粥样硬化的好发部位有关。50%的心肌梗死发生在左室前壁、心尖部、室间隔前 2/3，这些部位是左前降支供血区。25%发生在左室后壁、室间隔后 1/3、右室，相当于右冠状动脉主干供血区域。少数发生在左室侧壁，为左旋支供血区域。心肌梗死极少累及心房。

常根据梗死灶占心室壁的厚度将心肌梗死分为两型。

1．心内膜下梗死

梗死仅累及心室壁内 1/3 的心肌，可累及肉柱和乳头肌。常表现为多发性、小灶状的坏死。严重者融合或累及整个左心室内膜下心肌导致环状梗死。冠状动脉三大支严重的动脉粥样硬化性狭窄是心内膜下梗死发生的基础，但这时多无血栓形成或动脉痉挛并发。

2．透壁性梗死

透壁性梗死又称区域性梗死，梗死累及心室壁全层，梗死部位与闭塞的冠状动脉的供血区一致。

心梗的病理变化是一个动态的演化过程。梗死后 6 小时内，无肉眼可见的变化，镜下心肌细胞呈波浪状改变。6 小时后坏死心肌呈灰白色。8～9 小时后，坏死心肌呈土黄色。镜下心肌细胞出现早期凝固性坏死表现，细胞核碎裂、消失，胞质红染。第 4 天后，梗死灶外周出现充血出血带，该区域血管扩张、出血并有较多的中性粒细胞浸润。第 7 天后，边缘区开始出现肉芽组织。梗死灶的机化和瘢痕形成需 2～8 周。

三、心肌纤维化

心肌纤维化是中、重度的冠状动脉粥样硬化性狭窄引起心肌纤维持续性和（或）反复加重的心肌缺血缺氧所产生的结果。肉眼可见心脏增大，心腔扩张，伴有多灶性白色纤维条块，甚至透壁性瘢痕。镜下可见广泛，多灶性心肌纤维化伴邻近心肌萎缩或肥大。部分心肌纤维空泡化。临床上可表现为心律失常或心力衰竭。

四、冠状动脉性猝死

冠状动脉性猝死是心源性猝死中最常见的一种，多见于 40～50 岁的成年人，男性比女性多 3.9 倍。猝死是指自然发生的、出乎意料的突然死亡。冠状动脉性猝死可发生于某种诱因后，如饮酒、劳累、吸烟及运动后，患者突然昏倒，四肢抽搐，小便失禁，或突然发生呼吸困难，口吐白沫，迅速昏迷。可立即死亡或在 1 小时至数小时内死亡，有的则在夜间睡眠中死亡。

冠状动脉性猝死多发生在冠状动脉粥样硬化的基础上，由于冠状动脉中、重度粥样硬化、斑块内出血，导致冠状动脉狭窄或微循环血栓栓塞，导致心肌急性缺血，冠状动脉血流突然中断，引起心室纤颤等严重心律失常。无心肌梗死时也可以发生猝死，此类患者通常有致心律失常性基础病变，如心室瘢痕或左心室功能不全。

第三章　临床主要类型冠心病

第一节　稳定型心绞痛

一、概述

心绞痛是由于短暂的心肌缺血引起的以胸痛为主要特征的临床综合征，可伴有心律失常、心功能不全，是冠心病最常见的临床表现。特征性表现为发作性胸痛，呈压榨性或窒息样，一般位于胸骨后或心前区，可放射至左上肢尺侧面，右臂和两臂的外侧面或颈与下颌部，休息或舌下含服硝酸甘油后数分钟可缓解。心肌缺血也可表现为胸闷、心悸、腹痛、牙痛甚至头痛等不典型症状。

心绞痛的分型目前已比较统一，以世界卫生组织（WHO）的心绞痛分型为基准如下。

（1）劳力性心绞痛：由运动或其他心肌需氧量增加的情况所诱发的心绞痛。包括 3 种类型：①稳定型劳力性心绞痛，1 个月以上心绞痛的发作频率、持续时间、诱发胸痛的劳力程度，及含服硝酸酯类后症状缓解的时间保持稳定；②初发型劳力性心绞痛，1 个月内初发的劳力性心绞痛；③恶化型劳力性心绞痛，在原有稳定型心绞痛基础上，心绞痛的发作频率增加，症状持续时间延长，含服硝酸甘油后症状缓解所需时间延长或需要更多的药物，或诱发症状的活动量降低。

（2）自发性心绞痛：是由于心肌的供氧量减少所诱发的心绞痛，与劳力性心绞痛相比，疼痛持续时间一般较长，程度较重，且不易为硝酸甘油所缓解。包括 4 种类型：①卧位型心绞痛：指患者在卧位、安静状态下引发的心绞痛；②变异型心绞痛：临床表现与卧位型心绞痛相似，但发作时心电图示相关导联 ST 段抬高，与之相对应的导联则 ST 段压低；③中间综合征：亦称冠状动脉功能不全，指心肌缺血引起的心绞痛发作历时较长，达到 30 分钟到 1 小时以上，发作常在休息时或睡眠中发生，但心电图放射性核素和血清学检查无心肌坏死的表现。其性质介于心绞痛与心肌梗死之间，常是心肌梗死的前奏；④梗死后心绞痛：指 AMI 发生后 1 个月内出现的心绞痛。除已梗死的心肌发生坏死外，一部分尚未坏死的心肌处于严重缺血状态下所致，易发生心肌梗死区扩展或在近期内再发心肌梗死。

（3）混合性心绞痛：劳力性和自发性心绞痛同时并存。该分型除了稳定型劳力性心绞痛外，其余均为不稳定型心绞痛，此广义不稳定型心绞痛除外变异型心绞痛即为 Braunwald 分型的不稳定型心绞痛。

一般临床上所指的稳定型心绞痛即指稳定型劳力性心绞痛，其心脏氧供需不平衡是可逆的。常见病因有冠状动脉粥样硬化、主动脉瓣狭窄或关闭不全、肥厚型心肌病、梅毒性主动脉炎、风湿性冠状动脉炎、心肌桥、先天性冠状动脉畸形等。

二、发病机制和病理生理

心肌收缩力、心肌张力和心率决定着心肌的耗氧量，常用"心率×收缩压"来估计心肌的耗氧量。正常情况下，冠状动脉循环具有强大的储备能力，在剧烈体力活动时，冠状动脉扩张，血流量可增加到休息时的 6～7 倍，缺氧时能使血流量增加 4～5 倍；冠状动脉狭窄时，血流量减少一般尚可满足休息时的心肌供氧。一旦心脏负荷突然增加，如劳力、激动、左心衰竭等，使心肌收缩力增加和心率增快等致心肌耗氧量增加时，心肌对血液的需求增加，超过了心肌的供氧量时即可发生心绞痛。当冠状动脉发生痉挛或因暂时性血小板聚集、一过性血栓形成等，使冠状动脉血流量减少；突然发生循环血流量减少如休克、血流灌注量骤降，心肌血液供给不足，引起心绞痛。严重贫血的患者，在心肌供血量虽未减少的情况下，可因血液携氧量不足而引起心绞痛。慢性稳定型心绞痛的主要发生机制是在冠状动脉狭窄而供血固定性减少的情况下发生心肌耗氧量的增加。

在缺氧状态下，糖酵解增强，ATP 明显减少，乳酸在短期内骤增，细胞内钙离子浓度降低使心肌收缩功能受损。缺氧也使心肌松弛能力受损，可能与细胞膜上钠-钙离子交换系统的功能障碍及部分肌浆网钙泵对钙离子的主动摄取减少、室壁变得比较僵硬、左室顺应性减低、充盈的阻力增加等有关。心室的收缩及舒张障碍都可导致左室舒张期终末压增高，严重可出现肺淤血症状。同时，心肌细胞在缺血性损伤时，细胞膜上的钠-钾离子泵功能受影响，钠离子在细胞内积聚而钾离子向细胞外漏出，使细胞膜在静止期处于低极化或部分除极化状态，在激动时又不能完全除极，产生所谓损伤电流。体表心电图上表现为 ST 段的偏移。

以上各种心肌代谢和心功能障碍常为暂时性和可逆性的，随着血液供需平衡的恢复，可以减轻或者消失。

三、临床表现

1．症状

心绞痛以发作性胸痛为主要临床表现，疼痛的特点如下。

（1）部位：主要位于胸骨体上段、中段后或心前区，手掌大小范围，常无明确界限，可放射至左肩、左臂内侧达无名指和小指，或至颈、咽或下颌部。

（2）性质：典型表现为压榨样或紧缩窒息感，偶伴濒死感。发作时，患者往往不自觉地停止进行中的活动，直至症状缓解。部分患者症状不典型，仅表现为轻度胸部不适、气短、上腹不适，常漏诊，多见于老年女性或者糖尿病的患者。

（3）诱因：常由体力劳动或情绪激动如愤怒、焦急、过度兴奋等所诱发，饱食、寒冷、吸烟、心动过速、休克等亦可诱发。疼痛发生于劳力或激动的当时，而非劳累后。典型的稳定型心绞痛常在相似的条件下发生，但有时同样的劳力只有在早晨而不是在下午引起心绞痛，提示与晨间痛阈较低有关。

（4）持续时间：疼痛出现后常逐步加重，然后在 3～5 分钟逐渐消失，很少超过半小时。

（5）缓解方式：一般在停止诱发症状的活动或舌下含用硝酸甘油几分钟内即可缓解。

值得注意的是心绞痛的症状可表现不典型如上腹痛、牙痛、上颌痛或手臂痛等，但仔细问诊可发现症状均与劳累等心肌耗氧量增加有关，提示心肌缺血。

稳定型劳力性心绞痛发作的性质在 1～3 个月无改变。根据心绞痛的严重程度及其对体力活动的影响，加拿大心血管学会（CCS）将稳定型心绞痛分为 4 级。

1 级：一般体力活动如步行或上楼不引起心绞痛，但快速或长时间用力可引起心绞痛。

2 级：日常体力活动轻度受限，快速步行或上楼、餐后步行或上楼、寒冷或顶风逆行、情绪激动可发作心绞痛。平地行走两个街区（200～400m），或以常速上相当于 3 楼以上的高度时能诱发心绞痛。

3 级：日常体力活动明显受限。平地行走 1～2 个街区，或以常速上 3 楼以下的高度时即可诱发心绞痛。

4 级：轻微活动或休息时即可出现心绞痛症状。

2．体征

一般无异常体征，但仔细体检能提供有用的诊断线索，可排除某些引起心绞痛的非冠状动脉疾病如瓣膜病、心肌病等。心绞痛发作时常见：心率增快、血压升高、表情焦虑、皮肤湿冷等，有时出现第四或第三心音奔马律。缺血发作时，可有暂时性心尖部收缩期杂音，由乳头肌缺血、功能失调引起的二尖瓣关闭不全所致。

四、实验室和辅助检查

1．实验室检查

血常规、尿常规、大便常规和隐血试验，血糖、血脂、肝肾功能等检查，判断是否贫血、血小板的计数和危险因素等情况；持续胸痛的患者需检测血清心肌损伤标志物如肌钙蛋白 I、肌钙蛋白 T，肌酸激酶（CK）及同工酶（CK-MB），以便于与心肌梗死鉴别；必要时查甲状腺功能，BNP 或 NT-proBNP 等。

2．心电学

心电图（ECG）是发现心肌缺血、诊断心绞痛最常用的检查方法。

（1）静息 ECG：心电图正常并不能排除冠心病，但心电图异常可作为诊断的依据，最常见的 ECG 异常是 ST-T 改变，包括 ST 段压低（水平型或下斜型）、T 波低平或倒置。少数可伴有陈旧性心肌梗死的表现，可有多种传导障碍，最常见的是左束支传导阻滞和左前分支传导阻滞。在冠心病患者中，出现静息 ECG 的 ST-T 异常可能与基础心脏病的严重程度有关，包括病变血管的支数和左心室功能障碍。静息 ECG 的 ST-T 改变需注意鉴别诊断。根据 Framingham 心脏研究，在人群中，8.5％的男性和7.7％的女性有 ST-T 改变，并且检出率随年龄而增加；高血压、糖尿病、吸烟者和女性中，ST-T 改变的检出率增加。左心室肥厚和扩大、电解质异常、神经因素和抗心律失常药物等也可引起 ST-T 异常。

（2）心绞痛发作时 ECG：心绞痛发作时可表现特征性的 ECG 改变，主要为暂时性心肌缺血所引起的 ST 段移位。心内膜下心肌容易缺血，故常见为 ST 段压低 0.1mV 以上，有时出现 T 波倒置，症状缓解后 ST-T 改变可恢复正常，动态变化的 ST-T 改变对心绞痛诊断具有重要的参考价值。静息 ECG 的 ST 段压低（水平型或下斜型）或 T 波倒置的患者，发作时可变为无压低或直立，即所谓的假性正常化，也是心肌缺血诊断的依据。T 波改变虽然对反映心肌缺血的特异性不如 ST 段，但如与静息 ECG 比较有变化，也有助于诊断。

（3）ECG 负荷试验：其是对疑似的冠心病患者通过增加心脏负荷（运动或药物）而激发心肌缺血的 ECG 检查。ECG 负荷试验的适应证：临床疑诊的冠心病患者、冠心病高危患者的筛选、冠状动脉搭桥及心脏介入治疗前后的评价、陈旧性心肌梗死患者对非梗死部位心肌缺血的监测。禁忌证：急性心肌梗死或心肌梗死合并室壁瘤；高危不稳定心绞痛；急性心肌炎和心包炎；严重高血压

[收缩压≥200mmHg 和（或）舒张压≥110mmHg]；心功能不全；严重主动脉瓣狭窄；肥厚型梗阻性心肌病；肺栓塞；静息状态下有严重心律失常；主动脉夹层等患者。静息状态下 ECG 即有明显 ST 段改变的患者如完全性左束支或右束支传导阻滞，或心肌肥厚继发 ST 段压低等也不适合行 ECG 负荷试验。有下列情况之一者需终止负荷试验：①出现明显症状如胸痛、乏力、气短、跛行，伴有意义的 ST 段变化；②ST 段显著压低（降低≥0.2mV 为终止运动相对指征，≥0.4mV 为绝对指征）；③ST 段抬高≥0.1mV；④出现有意义的心律失常、收缩压持续降低＞10mmHg 或血压明显升高（收缩压＞250mmHg 或舒张压＞115mmHg）；⑤已达到目标心率者。

运动负荷试验为评价心肌缺血最常用的无创检查方法，其敏感性 70%，特异性 70%～90%。有典型心绞痛并且负荷 ECG 阳性者，诊断冠心病的准确率达 95% 以上。运动方式主要为平板运动和踏车运动，其运动强度可逐步分期升级，前者较为常用。常用的负荷目标是达到按年龄预计的最大心率或 85%～90% 的最大心率，前者称为极量运动试验，后者称为次极量运动试验。运动中持续监测 ECG 改变，运动前和运动中每当运动负荷量增加一级均应记录 ECG，运动终止后即刻和此后每 2 分钟均应重复 ECG 记录，直至心率恢复运动前水平。记录 ECG 时应同步测量血压。最常用的阳性标准为运动中或运动后 ST 段水平型或下斜型压低 0.1mV（J 点后 60～80ms），持续超过 2 分钟。

Duke 活动平板评分是经验证的根据运动时间、ST 段压低和运动中心绞痛程度来进行危险分层的方法。Duke 评分＝运动时间（min）－5×ST 段下降（mm）－（4×心绞痛指数）。心绞痛指数评分：运动中无心绞痛为 0 分；运动中有心绞痛为 1 分；因心绞痛需终止运动试验为 2 分。Duck 评分标准：≥5 分低危，1 年病死率 0.25%；－10～＋4 分中危，1 年病死率 1.25%；≤－11 高危，1 年 5.25%。75 岁以上的老人，Duke 计分可能受影响，因此，不主张 75 岁以上的患者进行 ECG 负荷试验。

（4）动态 ECG：连续记录 24 小时或以上的 ECG，可从中发现 ST-T 改变和各种心律失常，将出现 ECG 改变的时间与患者的活动和症状相对比。ECG 显示缺血性 ST-T 改变而当时并无心绞痛症状者，称为无痛性心肌缺血。

3．超声心动图

目前，常规超声心动图技术难以发现冠状动脉粥样硬化斑块，故对冠状动脉粥样硬化性心脏病的诊断常依赖于冠状动脉粥样硬化斑块引起的心肌缺血的检出。对于稳定型心绞痛患者，由于心绞痛常为一过性，超声心动图检查常难以捕捉到心肌缺血时的超声图像，故常采用超声心动图负荷试验，诱发心肌缺血。负荷超声心动图是一种无创性检测冠心病的诊断方法，其通过最大限度激发心肌需氧量而诱发心肌缺血，通过实时记录室壁运动情况，评估心肌缺血所致节段性室壁运动异常。负荷超声心动图常用负荷的方法：①运动负荷试验：运动平板试验、卧位或立位踏车试验等；②药物负荷试验：包括正性肌力药（多巴酚丁胺）和血管扩张药（双嘧达莫、腺苷）；③静态负荷试验：包括冷加压试验、握力试验、心房调搏等。

4．胸部 X 线检查

可无异常发现或见主动脉增宽、心影增大、肺淤血等。

5．磁共振成像

可同时获得心脏解剖、心肌灌注与代谢、心室功能及冠状动脉成像的信息。

6．CT 检查

多层螺旋 CT 冠状动脉成像作为一种非创伤性技术应用于冠脉病变的筛选和钙化程度评估。近年来硬件和软件的进步，诊断准确性得到很大的提高，已成为日益普及的冠心病诊断手段之一。

7．核素心室造影及核素心肌灌注显像检查

稳定型心绞痛患者，在运动状态下，正常冠状动脉扩张，心肌血流灌注增加；粥样硬化的冠状动脉扩张幅度小，远端相对缺血；心肌灌注显像显示狭窄冠脉远端心肌放射性稀疏。静息状态下，心肌需要的血流灌注比运动负荷时小，狭窄的冠状动脉尚能满足远端心肌的血液供应，MPI 部显示放射性分布稀疏。负荷时放射性稀疏，静息时无放射性稀疏的征象称为放射性填充，这是冠状动脉狭窄的典型表现。

门控心肌灌注显像可检测心脏的结构和功能，部分患者左心室扩大、EF 值降低、舒张功能降低，预后相对较差。

8．冠状动脉造影术

这是一种有创的检查方法。选择性冠状动脉造影术目前仍是诊断冠状动脉病变并指导治疗策略尤其是血运重建方案的最常用方法，常采用股动脉或桡动脉穿刺的方法，选择性地将导管送入左、右冠状动脉口，注射造影剂使冠状动脉主支及其分支显影，可以准确地反映冠状动脉狭窄的程度和部位。冠脉狭窄根据直径狭窄百分比分为 4 级：①1 级：25％～49％；②2 级：50％～74％；③3 级：75％～99％（严重狭窄）；④4 级：100％（完全闭塞）。为了充分显示冠状动脉的结构，常用的投照位，右冠状动脉：左前斜、正位＋头位；左冠状动脉：蜘蛛位、右前斜＋足位、右前斜＋头位和左前斜＋头位等。

根据冠状动脉的灌注范围，将冠状动脉供血类型分为：右冠状动脉优势型、左冠状动脉优势型和均衡型，"优势型"的命名是以供应左室间隔后半部分和左室后壁的冠状动脉为标准。85％为右冠状动脉优势型；7％为右冠状动脉和左冠回旋支共同支配，即均衡型；8％为左冠状动脉优势型。85％的稳定型劳力性心绞痛患者至少有一支冠状动脉中度以上狭窄或左主干存在高度狭窄（＞70％）或闭塞。

五、危险分层

通过危险分层，定义出发生冠心病事件的高危患者，对采取个体化治疗，改善长期预后具有重要意义。根据以下各个方面对稳定型心绞痛患者进行危险分层。

（1）临床评估：患者病史、症状、体格检查及实验室检查可为预后提供重要信息。冠状动脉病变严重，有外周血管疾病、心力衰竭者预后不良，心电图有陈旧性心肌梗死，完全性左束支传导阻滞、左心室肥厚，二、三度房室传导阻滞，心房颤动，分支阻滞者，发生心血管事件的危险性也增高。

（2）负荷试验：Duke 活动平板评分可以用来进行危险分层。此外运动早期出现阳性（ST 段压低＞1mm）、试验过程中 ST 段压低＞2mm、出现严重心律失常时，预示患者高危。超声心动图负荷试验有很好的阴性预测价值，年死亡或心肌梗死发生率＜0.5％。而静息时室壁运动异常、运动引发更严重的室壁运动异常者高危。

核素检查显示运动时心肌灌注正常则预后良好，年心脏性猝死、心肌梗死的发生率＜1％，与正常人群相似；运动灌注明显异常提示有严重的冠状动脉病变，预示患者高危，应动员患者行冠状

动脉造影及血运重建治疗。

（3）左心室收缩功能：左心室射血分数（LVEF）<35%的患者年病死率>3%。男性稳定型心绞痛伴心功能不全者5年存活率仅58%。

（4）冠状动脉造影：其显示的病变部位和范围决定患者预后。CASS注册登记资料显示正常冠状动脉12年的存活率91%，单支病变74%，双支病变59%，三支病变50%，左主干病变预后不良，左前降支近端病变也能降低存活率，但血运重建可以降低病死率。

六、治疗

稳定型心绞痛的治疗有两个主要目的，一是改善症状，抗心肌缺血，提高生活质量；二是改善预后，减少不良心血管事件包括心力衰竭、心肌梗死、猝死等的发生，延长患者生命。

（一）一般治疗

发作时立刻休息，一般患者在停止活动后症状即可消除。平时应尽量避免各种明确的诱发因素，如过度的体力活动、情绪激动、饱餐等，冬天注意保暖。调节饮食，特别是一次进食不宜过饱，避免油腻饮食，禁绝烟酒。调整日常生活与工作量；减轻精神负担；保持适当的体力活动，以不致发生疼痛症状为度。

（二）药物治疗

1. 抗心肌缺血，改善症状的药物

（1）硝酸酯类药物：主要通过扩张冠状动脉增加心肌供氧，从而缓解心绞痛。除扩张冠状动脉增加冠脉循环的血流量外，还通过对周围容量血管的扩张作用，减少静脉回流量，降低心室容量、心腔内压和心室壁张力；同时对动脉系统有轻度扩张作用，降低心脏后负荷和心脏耗氧量。

硝酸甘油：用于即刻缓解心绞痛，硝酸甘油片舌下含服，1~2片（0.3~0.6mg），1~2分钟起效，半小时后作用消失。对92%的患者有效，其中76%在3分钟内起效。延迟起效或完全无效，首先要考虑药物是否过期或未溶解，后者可嘱患者轻轻嚼碎后含化。2%硝酸甘油油膏或橡皮膏贴片（含5~10mg）涂或贴在胸前或上臂皮肤而缓慢吸收，适用于预防夜间心绞痛发作。

硝酸异山梨酯（消心痛）：口服3次/d，每次5~20mg，半小时起效，持续3~5小时，舌下含服2~5分钟起效，作用持续2~3小时，每次5~10mg；缓释剂可维持12小时，20mg，2次/d使用。

以上两种药物还有供喷雾吸入用的气雾制剂。

5-单硝酸异山梨酯：多为长效制剂，每次20~50mg，每天1~2次。

硝酸酯药物长期应用的主要问题是产生耐药性，其机制尚未明确，可能与巯基利用度下降、肾素-血管紧张素-醛固酮（RAS）系统激活等有关。防止发生耐药的最有效方法是每天足够长（8~10小时）的无药期。硝酸酯药物的不良反应有头晕、头胀痛、头部跳动感、面红、心悸等，偶有血压下降。患青光眼、颅内压增高、低血压者不宜用本类药物。

（2）β受体阻断药：通过阻断拟交感胺类对心率和心收缩力的激动作用，减慢心率、降低血压，减低心肌收缩力和耗氧量，从而缓解心绞痛的发作。此外，还减少运动时的血流动力学改变，使同一运动量心肌耗氧量减少；使正常心肌区的小动脉（阻力血管）缩小，从而使更多的血液通过极度扩张的侧支循环（输送血管）流入缺血区。不良反应是使心室射血时间延长和心脏容积增加，这虽可能使心肌缺血加重或引起心肌收缩力降低，但其使心肌耗氧量减少的作用远超过其不良反应。

美托洛尔：它是一种选择性的受体阻滞药，其对心脏 β_1 受体产生作用所需剂量低于其对外周血管和支气管上的 β_2 受体产生作用所需剂量。包括缓释剂及平片两种剂型。缓释剂型的血药浓度平稳，作用超过 24 小时。用法 1 次/d。平片用法为口服 2～3 次/d。

比索洛尔：是一种高选择性的 β_1 肾上腺受体阻滞药，无内在拟交感活性和膜稳定活性。比索洛尔对血管平滑肌的 β_2 受体有高亲和力，对支气管和调节代谢 β_2 受体仅有很低的亲和力。因此，比索洛尔通常不会影响呼吸道阻力和 β_2 受体调节的代谢效应。用法为口服 5～10mg，1 次/d。

卡维地洛：为 α、β 受体阻断药，阻断受体的同时具有舒张血管作用，推荐起始剂量为 6.25mg/次，每天 2 次口服；可增加到 25mg，每天 2 次。总量不超过 50mg/d。

本药经常与硝酸酯制剂联合应用，比单独应用效果好。但要注意：①本药与硝酸酯制剂有协同作用，因而剂量应偏小，开始剂量尤其要注意减少，以免引起直立性低血压等不良反应；②用本药时应逐步减量，如突然停用有诱发心肌梗死的可能；③支气管哮喘以及心动过缓、高度房室传导阻滞者不宜用；④我国多数患者对本药比较敏感，可能难以耐受大剂量。

（3）钙通道阻滞药（CCB）：通过抑制钙离子进入细胞内，抑制心肌细胞兴奋-收缩耦联中钙离子的作用，因而抑制心肌收缩，减少心肌氧耗；同时扩张冠状动脉，解除冠状动脉痉挛，改善心肌的供血；扩张周围血管，降低动脉压，减轻心脏血小板聚集，改善心肌的微循环。常用制剂包括：

二氢吡啶类：硝苯地平 10～20mg，3 次/d；其缓释制剂 20～40mg，1～2 次/d。氨氯地平、非洛地平等为新一代具有血管选择性的二氢吡啶类药物。氨氯地平口服吸收良好，半衰期长，剂量为 5～10mg，1 次/d。非洛地平与之相仿。同类药物还有拉西地平、尼卡地平等；

硫氮䓬酮类：为非二氢吡啶类钙通道阻滞药，本品还可通过减慢心率，减少心肌需氧量，缓解心绞痛。地尔硫䓬 30～90mg，3 次/d，其缓释制剂 45～90mg，2 次/d。

对于需要长期用药的患者，推荐使用控释、缓释或长效剂型。低血压、心功能减退和心力衰竭加重可以发生在长期使用该药期间。该药的不良反应包括周围性水肿和便秘，还有头痛、面色潮红、嗜睡、心动过缓或过速和房室传导阻滞等。

2. 改善预后的药物

（1）抗血小板治疗

阿司匹林：通过抑制血小板环氧化酶-1（COX-1），抑制血小板的激活和聚集，防止血栓的形成，同时也抑制 TXA_2 导致的血管痉挛。有研究表明，可使稳定型心绞痛的心血管不良事件平均降低 33％。在所有急性或慢性缺血性心脏病的患者，无论有否症状，只要没有禁忌证，推荐每天常规应用阿司匹林 75～300mg。药物的不良反应主要是胃肠道症状，并与剂量有关，使用肠溶剂或缓冲剂、抗酸剂可以减少对胃的作用。禁忌证包括过敏、严重未经治疗的高血压、活动性消化性溃疡、局部出血和出血体质。

二磷酸腺苷（ADP）受体拮抗药：常用药物有：①氯吡格雷，属于噻吩吡啶类；氯吡格雷是前体药物，通过 CYP450 酶代谢，其活性代谢产物可以选择性地抑制二磷酸腺苷（ADP）与血小板 P_2Y_{12} 受体的结合，从而抑制血小板聚集；氯吡格雷的应用剂量为 75mg，1 次/d，可引起白细胞、中性粒细胞和血小板减少，因此需定期检测血常规；在稳定型心绞痛中，一般在使用阿司匹林有绝对禁忌证或不能耐受时应用。②新型抗血小板药物，普拉格雷和替格瑞洛；替格瑞洛是一种新型的

ADP 受体拮抗药，替格瑞洛抗血小板作用不需要经过肝脏代谢，因此不受 CYP_2C_{19} 等基因多态性的影响；PLATO 研究证实，与氯吡格雷相比，替格瑞洛进一步降低急性心肌梗死患者的心血管事件及病死率，同时出血风险并无显著增加；普拉格雷是新一代噻吩吡啶类药物；普拉格雷及替格瑞洛与氯吡格雷相比，抗血小板聚集作用更强、更快，持续时间更长，因此在最新的冠心病指南，尤其是欧洲心脏病学会的指南中，两者的推荐地位高于氯吡格雷；前者仅对推荐用于出血风险较小的 ACS 患者，国内目前还未上市，后者因为其价格较昂贵及每天 2 次使用，我国尚未广泛应用于临床。③其他的抗血小板制剂，西洛他唑是磷酸二酯酶抑制药，50～100mg，2 次/d，主要用于外周血管动脉粥样硬化的患者。

（2）他汀类：他汀类是羟甲基戊二酰辅酶 A（HMG-CoA）还原酶抑制药降脂药物，其在治疗冠状动脉粥样硬化中起重要作用。除降脂作用外，他汀类药物可以进一步改善内皮细胞的功能，抑制炎症，稳定斑块，使动脉粥样硬化斑块消退，显著延缓病变进展，减少不良心血管事件。大量研究证实他汀类治疗降低胆固醇可显著降低心血管事件和病死率。最新美国指南已不再设定 LDL-C 和非 HDL-C 治疗靶目标值，对于<75 岁的稳定型心绞痛的患者，采用高强度他汀治疗，如瑞舒伐他汀（20～40mg）或阿托伐他汀（40～80mg），使 LDL-C 水平至少降低 50%，除非存在禁忌证或出现他汀类相关不良事件；而>75 岁或他汀不耐受的患者，则采用中强度他汀治疗，如瑞舒伐他汀（5～10mg）、阿托伐他汀（10～20mg）、辛伐他汀（20～40mg）或普伐他汀（40～80mg）。不良反应：消化系统常见腹痛、便秘、胃肠胀气、恶心、腹泻，罕见黄疸、急性胰腺炎、血清氨基转移酶显著持续升高；精神神经系统偶见头痛，也可有眩晕、失眠、感觉异常及外周神经病；肌肉骨骼罕见肌痛、肌炎、关节炎、关节痛、横纹肌溶解。横纹肌溶解是最危险的不良反应，严重者可致命，此外尚有报道，他汀类可导致新发糖尿病及自杀风险增多的倾向。

（3）血管紧张素转换酶抑制药（ACEI）/血管紧张素受体拮抗药（ARB）：ACEI 治疗心绞痛和心肌缺血疗效的研究仅局限于小样本和短时期的研究结果，心绞痛并不是其治疗的适应证，然而在降低缺血性事件方面有重要作用。ACEI 能预防心室重构，延缓动脉粥样硬化进展，能减少斑块破裂和血栓形成，另外有利于心肌氧供/氧耗平衡和心脏血流动力学，并降低交感神经活性。可应用于已知冠心病患者的二级预防，尤其是合并有糖尿病但是没有肾脏疾病的患者。HOPE、PEACE 和 EUROPA 试验使用的都是具有高脂溶性和酶结合能力强的"组织型 ACEI"，据推测，具有这些特性的 ACEI，其穿透粥样硬化斑块的能力强。下述情况不应使用：收缩压<90mmHg、肾衰竭、妊娠、双侧肾动脉狭窄和过敏者。其不良反应包括干咳、低血压和罕见的血管性水肿。不能耐受 ACEI 的患者，可选用 ARB 类药物。

此外，ACEI 和 ARB 不光能改善心肌缺血症状，还能有效预防心力衰竭，减少心律失常，显著降低心血管事件的发生率。

（4）抗心律失常药物：如稳定型心绞痛患者合并心房颤动时，IC 类抗心律失常药物禁用，可选用 β 受体阻断药、洋地黄类药物或Ⅲ类抗心律失常药物（如胺碘酮）。

（5）其他药物：对冠心病危险因素进行治疗，积极控制血压、血糖，治疗心功能不全等。

（三）经皮冠状动脉介入治疗

经皮冠状动脉介入治疗（PCI）是指经皮冠状动脉球囊成形（PTCA）、冠状动脉支架植入术、斑块旋磨技术和药物涂层球囊技术等。自 1977 年完成首例 PTCA 以来，随着新技术的出现，尤其是新型支架及新型抗血小板药物的应用，PCI 术已成为冠心病治疗的重要手段，冠状动脉介入治疗可显著改善冠心病患者生活质量和患者的心血管事件和病死率。但 Courage 研究证实对于稳定的冠心病患者，PCI 可以减少心绞痛的发生，但并未降低心血管事件和病死率。因此应严格掌握介入治疗的适应证：①左主干病变直径狭窄＞50％；②前降支近段狭窄≥70％；③伴左心室功能降低的 2 支或 3 支病变；④大面积心肌缺血（心肌核素等检测方法证实缺血面积大于左心室面积的 10％）。此外，任何血管狭窄≥70％伴心绞痛，且优化药物治疗无效者；有呼吸困难或慢性心力衰竭，且缺血面积大于左心室的 10％，或存活心肌的供血由狭窄≥70％的罪犯血管供应者，介入治疗以改善患者症状和预后。

（1）经皮冠状动脉球囊成形术（PTCA）：它是一种单纯经皮冠状动脉球囊扩张术，由 Gruentzig 于 1977 年首先施行，采用股动脉途径或桡动脉穿刺方法，将指引导管送至冠状动脉口，再将相应大小的球囊沿导引钢丝送至欲扩张的病变处，根据病变的性质和部位选择不同的时间和压力进行扩张，可重复多次直到造影结果满意或辅以其他治疗措施。

由于单纯 PTCA 发生冠状动脉急性闭塞的风险大和术后较高的再狭窄率，术后 6 个月再狭窄率 30％～50％，目前已很少单独使用。

（2）冠状动脉支架植入术：1986 年 Puel 将第一枚冠状动脉支架应用于临床，改变了冠状动脉介入治疗的模式。金属裸支架（BMS）能有效解决冠状动脉夹层，大大减少了 PTCA 术中急性血管闭塞的发生，并使术后 6 个月内再狭窄率降低到 20％～30％，改善了冠心病介入治疗的疗效。

为了降低支架内再狭窄的发生率，研发了药物洗脱支架。药物洗脱支架（DES）是在金属裸支架的支架柱表面增加具有良好生物相容性的涂层和抑制细胞增生的药物，支架上的药物局部释放能有效降低支架内再狭窄（ISR）和靶血管重建（TVR）率，使支架内再狭窄的发生率降到了 5％～8％，因为药物同时抑制血管内皮细胞的增生，故需至少两联抗血小板治疗 12 个月。目前，绝大部分患者在球囊扩张后植入支架。

（3）冠状动脉高频旋磨术：高频旋磨术（HERA）是采用超高速的钻头将动脉粥样硬化斑块研磨成极细小的微粒，从而消除斑块，增大管腔。研磨下的微粒直径相当于红细胞的大小，不会堵塞远端血管。临床主要应用于冠状动脉钙化病变的预处理。

（4）药物洗脱球囊（DEB）：是一种以球囊导管为介导的局部药物输送装置，药物直接均匀涂层在球囊上，主要是紫杉醇或西罗莫司，药物浓度较高，300～600mg，并且快速释放。球囊扩张后能够使病变血管的血管壁达到恰当的抗增生药物浓度，抗增生药物分布均匀一致并能取得很好的疗效。药物球囊由于不需植入外来物质，也不需要应用多聚体，可能为解决药物洗脱支架存在的一些问题，如支架内再狭窄、晚期支架内血栓形成等，带来新的希望。

（5）其他介入治疗技术：冠状动脉内血栓去除术，主要用于富含血栓的病变。目前供临床使用的这类技术有超声血栓消融术、负压抽吸术等。因适应证范围小，临床经验较少，应用价值还在进一步评估之中。腔内斑块切吸术（TEA）主要用于含血栓的冠状动脉病变和退行性变的大隐静脉桥血管病变，旨在球囊扩张或支架植入前消除血栓或易碎的病变。超声血管成形术，是一种顶端装有可发射超声装置的导管，所发射的低频（20kHz）高能的超声波，在组织和细胞中产生空化作用引起 1～3 个大气压的内爆炸，使斑块瓦解而达到血管再通的目的。该技术曾被认为很有前途，后发现碎裂的斑块体积过大易发生无 Q 波心肌梗死未能在临床上推广使用。

（四）康复治疗

心脏康复是通过综合的康复措施消除因心脏疾病引起的身体和心理的障碍，减轻症状，提高功能水平，使患者在身体、精神、职业和社会活动等方面接近或恢复正常。包括有监测的运动训练、心理和营养咨询、教育及危险因素控制等综合措施，其中运动训练是重要组成部分。稳定型心绞痛是心脏康复治疗的适应证。谨慎安排进度适宜的运动锻炼，有助于降低心血管病危险因素，如调节血脂、降低体重、改善糖耐量等，并可促进侧支循环的高冠脉灌注，提高体力活动的耐受量而改善症状。稳定型心绞痛需遵循个体化、循序渐进、持之以恒、兴趣性原则；运动方式包括有氧训练、力量训练、柔韧性训练、作业训练、医疗体操、气功等；运动形式可分为间断性运动和持续性运动。每次运动 10～60 分钟，3～5d/周，避免竞技性运动。

第二节　不稳定型心绞痛和非 ST 段抬高心肌梗死

不稳定型心绞痛（UA）和非 ST 段抬高心肌梗死（NSTEMI）主要是由于动脉粥样硬化斑块破裂或糜烂所致急性血栓形成、伴或不伴血管收缩及微血管栓塞，引起急性心肌缺血所导致的一组临床综合征，合称为非 ST 段抬高急性冠脉综合征（NSTE-ACS）。

UA/NSTEMI 的发病机制和临床表现相似但严重程度不同，主要不同表现在心肌缺血是否导致显著的心肌损害以至于释放到外周血中的心肌损伤标志物升高。UA 患者心肌损伤标志物在正常范围，而 NSTEMI 时心肌损伤标志物升高。

一、发病机制

NSTE-ACS 的病理生理学机制主要为在冠状动脉粥样硬化的基础上，易损斑块发生破裂或糜烂引起急性血栓形成、伴或不伴冠状动脉痉挛收缩及微血管栓塞，导致急性或亚急性心肌供氧减少。

（1）斑块破裂和糜烂：易损斑块是指具有血栓形成倾向或极有可能快速进展成为"罪犯斑块"的动脉粥样硬化斑块，易损斑块包括多种病理类型，其中最常见的病理学类型为富含炎症的薄帽的纤维粥样斑块，其主要形态学特征包括脂质核大、纤维帽较薄、富含炎性细胞和平滑肌细胞密度较低。

易损斑块破溃是 ACS 最重要的始动环节。易损斑块破溃方式包括斑块破裂和斑块糜烂。斑块糜烂时血栓黏附在斑块表面，而斑块破裂后血栓可进入到斑块的脂核内并导致斑块迅速生长。斑块破裂与糜烂除取决于斑块形态外，斑块所受的周向应力、血流剪切力等外力也是易损斑块破溃的重要因素。破溃斑块内炎性细胞如巨噬细胞、激活的 T 淋巴细胞和肥大细胞含量显著增加，提示炎症反应在斑块破裂中发挥重要作用。冠状动脉粥样硬化斑块纤维帽中常含大量 I 型胶原，能承受血管张力，防止斑块破裂。生长因子促胶原合成与基质金属蛋白酶促胶原降解之间存在动态平衡。上述炎性细胞聚集和激活后，可分泌金属蛋白酶等多种蛋白水解酶，加速斑块纤维帽中胶原降解，导致斑块纤维帽变薄和破裂。

（2）血小板聚集和血栓形成：血栓形成在 NSTE-ACS 进展中发挥核心作用。血栓通常发生在斑块破裂或糜烂处，斑块破裂后脂核暴露于管腔，脂核富含组织因子，是高度致血栓形成物质。"易损血液（易形成血栓的血液）"在血栓形成中也发挥重要作用。血栓形成引起管腔狭窄程度急剧变化，导致管腔不完全性或完全性闭塞。不同于 ST 段抬高心肌梗死时含大量纤维蛋白和红细胞的红色血栓，NSTE-ACS 的血栓为富含血小板的白色血栓。斑块破裂处形成的血栓可分解成小碎片，并沿血流到远端引起微血管栓塞，导致局灶性心肌坏死。

（3）血管收缩：血小板和血栓可释放血清素、血栓素 A_2（TXA_2）和凝血酶等缩血管物质，引起斑块破裂部位局部血管收缩。ACS 时存在弥漫内皮功能障碍，导致血管收缩因子（如内皮素-1）水平增加，而血管舒张因子（如二氧化氮和前列环素）生成减少，引起血管收缩。这些因素引起的血管收缩，在变异型心绞痛发病中占主导地位。

（4）心肌组织：病变血管供应的心肌组织变化不一。不稳定型心绞痛病理检查时心肌可无坏死，但在部分患者中病变血管所供应区域的心肌可发生不同程度坏死，小的灶性坏死可能与反复多次血栓栓塞有关。

少部分 UA 由非冠状动脉因素诱发，称为继发性 UA。此类患者常存在潜在的冠状动脉粥样硬化性狭窄并导致心肌灌注受限，常有慢性稳定型心绞痛。常见诱发因素有：①心肌氧耗增加，如发热、心动过速和甲状腺毒症等；②冠状动脉血流减少，如低血压；③血液携氧能力下降，如贫血、正铁血红蛋白血症和低氧血症。

二、临床表现

（1）症状：UA 和 NSTEMI 胸部不适的性质与典型的稳定型心绞痛相似，通常程度更重，持续时间更长，可达 30 分钟。UA 主要有 3 种临床表现：①静息型心绞痛，休息时发生心绞痛，常持续 20 分钟以上；②初发型心绞痛，新近发生（病程在 2 个月内）的心绞痛，严重程度至少达 CCS3 级；③恶化型心绞痛，在此前稳定型心绞痛基础上近期心绞痛逐渐加重（发作更频繁、持续时间更长或诱发心绞痛的体力活动阈值降低，按照 CCS 分级至少增加 1 级水平，程度至少达 CCS3 级）。发作时可伴有出汗、恶心、呕吐、呼吸困难和晕厥等。常规休息或舌下含服硝酸甘油不能完全或只能暂时缓解症状。症状不典型者也不少见，尤其在老年、女性、糖尿病和慢性肾衰竭患者中。

（2）体征：常无特异性，体格检查可发现一过性第三或第四心音及由二尖瓣反流引起的一过性收缩期杂音。详细的体格检查可以发现潜在的加重心肌缺血的因素，并为判断预后提供重要线索。

三、实验室和辅助检查

1. 心电图

（1）静息心电图：它可以帮助诊断和提供预后信息。症状发作时的心电图尤其有意义，与无症状时心电图作比较，可提高诊断准确率。ST 段和 T 波动态变化是 NSTE-ACS 最有诊断价值的心电图表现：除变异型心绞痛症状发作时心电图表现为一过性 ST 段抬高外，大多数患者胸痛发作时心电图表现为 ST 段压低（常表现 2 个或以上相邻导联 ST 段下移 ≥0.1mV）和（或）T 波倒置。如症状发作时胸前导联 T 波对称性深倒置（≥0.2mV），多提示左前降支严重狭窄。上述心电图变化通常会随心绞痛缓解而完全或部分消失，当心电图改变更加明显和持久时，则提示 NSTEMI 可能。出现

ST段压低的导联数目和ST段压低程度可提示心肌缺血范围和严重程度，与患者预后相关。出现ST段压低的患者较仅有T波倒置者具有更高的心脏事件风险。需要指出的是，即使初始或症状发作时心电图完全正常也不能除外NSTE-ACS可能，特别是左冠状动脉回旋支支配的心肌发生缺血时，常规V$_1$、V$_2$导联心电图通常无法记录到相应改变，但可在V$_3$R、V$_4$R、V$_7$～V$_9$导联检测到。

（2）连续心电监测：研究发现2/3的心肌缺血可不伴有心绞痛症状，此时缺血性心电图改变常不能被常规12导联心电图检测到。连续的心电检测有助于发现无症状心肌缺血及心绞痛发作时的ST段变化，并提供预后信息。

（3）心电图运动负荷试验：对于持续存在典型缺血性胸痛患者，不宜行此项检查。对于低危患者（如无复发胸痛、无心力衰竭征象、心电图表现正常和心肌损伤标志物阴性），心电图负荷试验被推荐用于评价预后并指导下一步治疗。

2．实验室检查

心肌损伤标志物是鉴别UA和NSTEMI的主要标准，也是NSTE-ACS危险分层的重要参考。心肌肌钙蛋白（cTn，包括cTnT和cTnI）较心肌酶（CK和CK-MB）具有更高的敏感性和特异性，微量心肌损伤即会引起cTn升高。UA时cTn无异常增高，如cTn增高或增高后降低并至少有1次超过参考值上限99百分位（即正常上限），可考虑NSTEMI的诊断，并提示预后较差。如症状发作后3～4小时cTn测定结果为阴性，应在症状出现后6～9小时和12～24小时再次监测。需要强调的是，cTn升高也可见于主动脉夹层、急性肺栓塞、非冠脉性心肌损伤（如心动过速、严重心力衰竭、心肌炎和心包炎等）和其他非心脏性疾病（如肺动脉高压、呼吸衰竭、急性脑卒中和肾功能不全等），应注意鉴别。炎症反应标志物高敏CRP水平对评估预后也有重要参考价值。

3．超声心动图和其他非侵入性检查

超声心动图检查可发现严重缺血时左心室射血分数减低和左心室心肌节段性运动减弱或消失，缺血改善后可恢复正常。超声心动图对主动脉瓣狭窄、主动脉夹层、肺栓塞和肥厚型心肌病等疾病的鉴别诊断具有重要价值。对于低危患者，在早期药物治疗控制症状后，超声心动图负荷试验可用于评估预后，如负荷试验发现大面积心肌缺血应建议行冠状动脉造影检查。

虽然多层螺旋CT冠状动脉成像已被广泛用于无创诊断冠状动脉病变，但不应作为ACS患者冠状动脉病变的首选检查方法。心脏磁共振显像不能显示详细的冠状动脉病变信息，仅用于心肌损伤面积的量化和除外心肌炎。核素心肌灌注成像负荷试验可用于低危患者的再评估。

4．冠状动脉造影和其他侵入性检查

冠状动脉造影能提供详尽的血管结构方面的信息，帮助指导治疗和评估预后。考虑行血运重建术的患者，尤其是经积极药物治疗后症状控制不住或高危患者，应尽早行冠状动脉造影以明确病变情况。冠状动脉造影正常或无阻塞性病变者，可能是冠状动脉痉挛、冠状动脉内血栓自发性溶解、微循环灌注障碍或病变遗漏，也可能UA诊断有误。

冠状动脉内超声显像（IVUS）或光学相干断层成像（OCT）可准确评价斑块分布、性质、成分、是否破溃及有无血栓形成等粥样硬化斑块特征，其中OCT比IVUS具有更高的分辨率，可更精细地观察粥样硬化斑块组织结构，有助于早期发现易损斑块。血管镜则能直观观察到粥样硬化斑块表面特征、溃疡性病变及血栓。

四、诊断和鉴别诊断

根据典型临床表现、缺血性心电图改变和心肌损伤标志物测定等辅助检查结果，可以做出 NSTE-ACS 的诊断。UA 与 NSTEMI 的鉴别主要参考心肌损伤标志物检测结果，UA 患者心肌损伤标志物在正常范围，NSTEMI 患者心肌损伤标志物升高。冠状动脉造影是诊断 NSTE-ACS 的重要方法，可以直观反映冠脉病变狭窄程度、钙化及血栓等，对制定治疗策略具有重要意义。尽管发病机制相似，但 NSTE-ACS 和急性 ST 段抬高心肌梗死两者的治疗原则有所不同，因此需进行鉴别诊断。

五、危险分层

由于不同类型的 NSTE-ACS 患者预后差别较大，因此尽早进行危险分层对于识别高危患者、制定治疗策略（保守治疗或血运重建）和改善预后具有重要意义。由于患者从最初就诊直至出院，其临床情况动态演变，因此危险分层是一个连续过程。目前针对 NSTE-ACS 已建立了多个危险分层模型，其中临床较常采用的有 TIMI 危险积分和全球急性冠状动脉事件注册（GRACE）积分系统等。TIMI 积分系统包括 7 项指标，每项 1 分，简单易行，但缺点是没有定量每一项指标的权重程度，且未包括心力衰竭和血流动力学指标，因此降低了对死亡风险的预测价值。TIMI 积分系统如下。①年龄≥65 岁，1 分。②≥3 个冠心病危险因素（糖尿病、高血压、家族史、高脂血症、吸烟），1 分。③已知冠心病（冠脉狭窄≥50%），1 分。④过去 7 天内应用阿司匹林，1 分。⑤近期严重心绞痛（24 小时内发作＞2 次），1 分。⑥ST 段偏移≥0.05mm，1 分。⑦心肌损伤标志物升高，1 分。

注：总分 0～7 分，低危 0～2 分，中危 3～4 分，高危 5～7 分；

GRACE 危险分层模型优点是纳入了年龄、静息时心率、收缩压、血清肌酐值、心功能 Killip 分级、心电图 ST 段偏移和心肌损伤标志物升高等多项指标进行评估，但计算较为复杂。根据 GRACE 积分评估的 NSTE-ACS 患者住院期间和 6 个月的死亡风险。

六、治疗

（一）治疗原则

NSTE-ACS 治疗原则是根据危险分层采取适当的药物治疗和冠脉血运重建（包括 PCI 和 CABG）策略，以稳定粥样硬化斑块、防止冠状动脉内血栓形成及发展，纠正心肌供氧与需氧平衡失调，缓解缺血症状，降低并发症发生率和病死率。

（二）一般治疗

（1）如血流动力学不稳定或胸痛持续不缓解，应在冠心病监护病房至少观察 24 小时。

（2）应立即卧床休息，消除紧张情绪，保持环境安静，可应用小剂量镇静剂和抗焦虑药物，使患者得到充分休息，减轻心脏负担。应连续心电监护以发现缺血和心律失常事件。

（3）NSTE-ACS 患者入院时给予常规、短时吸氧是合理的，特别是存在发绀、血氧饱和度＜90%、呼吸困难或其他高危表现的患者应给予持续吸氧。

（4）积极诊治可能增加心肌氧耗（或减少心肌灌注）的疾病如感染、贫血、快速型心律失常和低血压等。

（5）最初 2～3 天饮食以流质为主，以后随症状减轻而逐渐增加易消化的半流质，宜少食多餐。保持大便通畅，避免排便时用力，必要时可给予缓泻药。

（三）药物治疗

1. 抗心肌缺血药物

主要目的是通过减慢心率、减弱心肌收缩力或降低心室壁张力减少心肌耗氧量或通过扩张冠状动脉增加心肌供氧量，缓解心绞痛。

（1）硝酸酯类药物：硝酸酯类药物可扩张静脉，降低心脏前负荷，从而降低左心室舒张末压和心肌氧耗量。硝酸酯类药物还可扩张正常和发生粥样硬化的冠状动脉。心绞痛发作时，无禁忌证的患者应立即舌下含服硝酸甘油 0.3～0.6mg，每 5 分钟重复 1 次，总量不超过 1.5mg。同时评估静脉用药的必要性，静脉给药适用于存在顽固性心绞痛、高血压或心力衰竭的患者。静脉应用硝酸甘油应以 5～10μg/min 开始，持续滴注，每 3～5 分钟增加 5～10μg/min，直至症状缓解或出现明显不良反应（头痛或低血压、收缩压低于 90mmHg 或比用药前平均动脉压下降 30mmHg），一般不超过 200μg/min。在症状消失 12～24 小时后，逐渐改用口服制剂。持续静脉应用硝酸甘油 24～48 小时可出现药物耐受，因此静脉滴注 24 小时后，可能需间断增加剂量或维持每天至少 8 小时的无药期。常用口服制剂为硝酸异山梨酯和 5-单硝酸异山梨酯。硝酸酯类药物对 NSTE-ACS 患者长期预后的影响尚缺乏随机对照临床试验证实。

（2）β 受体阻断药：主要作用于心肌 β_1 受体而减慢心率，抑制心肌收缩力，从而降低心肌耗氧量。β 受体阻断药可缓解症状和改善近、远期预后，应尽早用于所有无禁忌证的患者。已服用硝酸酯或钙离子拮抗药的患者加用 β 受体阻断药可减少心肌缺血发作频率和持续时间。

一般选择具有心脏 β_1 受体选择性的药物如美托洛尔、比索洛尔、卡维地洛和阿替洛尔等。主要采用口服给药方法，剂量应个体化，可调整到使患者静息时心率达到 50～60 次/min。在已服用 β 受体阻断药仍发生不稳定型心绞痛的患者，除非存在禁忌证，否则无须停药。对心绞痛发作频繁、心动过速或血压较高的患者，可先静脉应用 β 受体阻断药（美托洛尔和艾司洛尔等），以尽快控制血压和心率，缓解心绞痛发作。美托洛尔静脉用法：首剂 2.5～5mg（溶于生理盐水后缓慢静脉注射至少 5 分钟），30 分钟后可根据患者心率、血压和心绞痛症状缓解情况酌情重复给药，总量不超过 10mg。艾司洛尔作用快速、半衰期短，静脉应用安全而有效，艾司洛尔用法：首先静脉注射 0.5mg/kg，1 分钟，随后以 0.05mg/（kg·min）维持；如疗效不佳，4 分钟后可重复给予负荷量并将维持量以 0.05mg/（kg·min）的幅度递增，最大至 0.3mg/（kg·min），但 0.2mg/（kg·min）未显示能带来明显获益。

（3）钙离子拮抗药：主要目的是缓解心绞痛症状或控制血压，目前尚无证据显示钙离子拮抗药可以改善 NSTE-ACS 患者长期预后。足量 β 受体阻断药与硝酸酯治疗后仍不能控制症状的患者可口服长效二氢吡啶类钙离子拮抗药。若确定为冠状动脉痉挛所致的变异型心绞痛，治疗应首选钙离子拮抗药。如患者不能耐受 β 受体阻断药，应将非二氢吡啶类钙离子拮抗药与硝酸酯类合用。短效钙离子拮抗药易引起血压波动和交感神经激活，禁用于 NSTE-ACS 患者。对心功能不全患者，应用 β 受体阻断药以后加用钙离子拮抗药应特别谨慎。维拉帕米和 β 受体阻断药均具有负性传导作用，不宜合用。

（4）尼可地尔：兼有 ATP 依赖的钾通道开放作用及硝酸酯样作用，可用于对硝酸酯类不能耐受患者。

2．抗血小板治疗

（1）环氧化酶抑制药：除非有禁忌证或不能耐受，所有 NSTE-ACS 患者均应尽早使用阿司匹林。首次口服非肠溶制剂或嚼服肠溶制剂 300mg，随后 75～100mg，每天 1 次长期维持。对存在消化道出血史、消化道溃疡或多个消化道出血危险因素患者，应使用质子泵抑制药（除外奥美拉唑）和胃黏膜保护剂，以降低消化道出血风险。

（2）ADP 受体拮抗药：通过阻断血小板 P_2Y_{12} 受体抑制 ADP 诱导的血小板活化，与阿司匹林合用可以提高抗血小板疗效。第一代 ADP 受体拮抗药包括噻氯吡啶和氯吡格雷，噻氯吡啶起效较慢、不良反应较多，临床已少用。氯吡格雷首次负荷量为 300～600mg，维持量 75mg，每天 1 次。新一代 ADP 受体拮抗药包括普拉格雷和替格瑞洛。普拉格雷是不可逆性 ADP 受体拮抗药，首次负荷量 60mg，维持量为 10mg，每天 1 次，禁用于有短暂性脑缺血发作或脑卒中病史和年龄＞75 岁的患者，因出血风险升高。替格瑞洛是可逆性 ADP 受体拮抗药，首次负荷量 180mg，维持量为 90mg，每天 2 次。阿司匹林过敏或因胃肠道疾病不能耐受阿司匹林的患者，可应用氯吡格雷。NSTE-ACS 患者无论接受缺血指导的治疗策略或早期侵入治疗，均推荐在阿司匹林基础上加用氯吡格雷或替格瑞洛，对未行介入治疗的患者至少 1 个月，有条件维持 12 个月。接受 PCI 治疗的患者，术后给予维持量氯吡格雷、替格瑞洛或普拉格雷，并维持至少 12 个月。

（3）血小板糖蛋白 IIb/IIIa（GP IIb/IIIa）受体抑制药：激活的血小板通过 GP IIb/IIIa 受体与纤维蛋白原结合，导致血小板血栓形成，这是血小板聚集的最后和唯一途径。阿昔单抗是直接抑制 GP IIb/IIIa 受体的单克隆抗体，其口服制剂作用尚不确定。人工合成的 GP IIb/IIIa 受体抑制药包括替罗非班、依替巴肽和拉米非班。GP IIb/IIIa 受体抑制药主要用于计划行 PCI 术的患者和高危的 ACS 患者。

3．抗凝治疗

循证医学证据显示：在抗血小板基础上联合抗凝治疗较单一用药更为有效。所有 NSTE-ACS 患者如无明确禁忌证时，均应在抗血小板治疗基础上加用抗凝药物。常用抗凝药物包括普通肝素、低分子肝素、磺达肝癸钠和比伐卢定，应根据患者缺血和出血风险、抗凝药物疗效和安全性，合理选择抗凝药物。

（1）普通肝素：推荐用量是静脉注射 60U/kg（最大量 4000U）后，以 12U/（kg·h）（最大量 1000U/h）的速度静脉滴注维持，在开始用药或调整剂量后 6 小时需监测激活部分凝血酶时间（APTT），调整肝素用量，一般使 APTT 控制在对照组 1.5～2.5 倍。静脉应用肝素 2～5 天为宜，后可改为皮下注射肝素 5000～7500U，每天 2 次，再治疗 1～2 天。肝素对富含血小板和凝血块的血栓作用较小，并且其作用可由于肝素结合血浆蛋白而受影响。未口服阿司匹林患者停用肝素后可能出现胸痛再次发作，这是因为停用肝素后引起继发性凝血酶活性增高，逐渐停用肝素可能会减少上述现象。由于存在发生肝素诱导的血小板减少症可能，使用肝素期间需监测血小板计数。

（2）低分子肝素：与普通肝素相比，低分子肝素在降低心脏事件发生方面具有至少相等或更优的疗效，现已基本取代肝素成为 NSTE-ACS 急性期治疗的一线药物。低分子肝素具有较强的抗 Xa 因子及 IIa 因子活性的作用，并且可以根据体重和肾功能调整剂量，皮下注射，不需要实验室监测，故具有疗效肯定、使用方便的优点。常用药物包括依诺肝素、达肝素和那曲肝素。因依诺肝素的循证医学证据更多，推荐应用依诺肝素，应用时间不超过 8 天，不建议延长使用时间。

（3）磺达肝癸钠：是选择性 Xa 因子间接抑制药，通过与抗凝血酶上的戊糖结构可逆性结合而抑制 Xa 因子。磺达肝癸钠能有效减少心血管事件发生率和出血风险。皮下注射 2.5mg，每天 1 次。采用早期保守治疗策略的患者尤其是出血风险增加时建议首选磺达肝癸钠。如拟进行早期侵入治疗，也可选择磺达肝癸钠，但术中需要追加普通肝素。

（4）比伐卢定：是直接凝血酶抑制药，通过直接并特异性抑制凝血酶活性而发挥抗凝作用，作用可逆而短暂，出血事件发生率较低。主要用于 NSTE-ACS 患者 PCI 术中抗凝。

（5）其他：一些新型抗凝制剂（如阿哌沙班、利伐沙班和达比加群等）尚在临床研究中。

4．调脂治疗

他汀类药物除具有降脂作用外，尚具有稳定斑块、抗感染及其他非降脂作用，能改善 NSTE-ACS 患者预后。如无禁忌证，无论基线低密度脂蛋白胆固醇（LDL-C）水平如何，所有患者均应尽早（24 小时内）开始强化他汀类药物治疗（如阿托伐他汀 40～80mg/d），长期强化他汀治疗的目标是 LDL-C＜1.82mmol/L（70mg/dL）或与基线比降幅＞50％。

5．肾素-血管紧张素-醛固酮系统抑制药

血管紧张素转换酶抑制药（ACEI）虽然没有直接抗心肌缺血作用，但可通过阻断肾素-血管紧张素系统发挥心血管保护作用。除非存在禁忌证或不能耐受，合并高血压、LVEF＜40％、糖尿病或稳定慢性肾脏病的 NSTE-ACS 患者应接受长期 ACEI 治疗。对于不能耐受 ACEI 但存在心力衰竭或心肌梗死后 LVEF＜40％的患者，可考虑应用血管紧张素受体拮抗药。心肌梗死后正在应用治疗剂量 ACEI 和 β 受体阻断药的患者，如合并心力衰竭、糖尿病或 LVEF≤40％，且无明显肾功能不全或高钾血症时，推荐应用醛固酮受体拮抗药。

（四）冠状动脉血运重建术

目前 NSTE-ACS 治疗策略包括"缺血指导的策略"和"早期侵入策略"，早期侵入策略又分为紧急（＜2 小时）、早期（＜24 小时）和延迟（72 小时内）策略，应根据危险分层决定采用何种治疗策略。低危患者可首先采用缺血指导的策略，如经强化药物治疗后仍有心绞痛发作或负荷试验显示存在心肌缺血的客观证据，可再行冠状动脉造影。中高危患者能从早期侵入策略中获益，此类患者只要没有血运重建禁忌证，应早期常规行冠状动脉造影检查。

应根据冠脉病变程度及复杂性、手术死亡率、血运重建的完整性和患者并发症等多种因素选择恰当的血运重建方式（PCI 或 CABG）。原则上，对存在严重左主干病变、三支血管病变伴有左心室功能降低（LVEF＜50％）或糖尿病患者，建议行 CABG 术治疗。与稳定型心绞痛相比，NSTE-ACS 患者 CABG 术的围术期病死率和心肌梗死发生率增加。

当患者存在大面积心肌缺血或血流动力学不稳定时，可在血运重建前后应用主动脉内球囊反搏术（IABP），以降低心脏负担，改善心肌缺血，提高患者手术耐受能力，帮助术后心功能恢复。

（五）出院和出院后治疗

NSTE-ACS 急性期一般在 2 个月左右，在此期间心肌梗死或死亡风险最高。尽管住院期间病死率低于 STEMI，但其长期心血管事件发生率与 STEMI 相近，因此出院后应坚持长期用药，严格控制危险因素，根据危险分层、住院期间治疗效果和耐受性予以个体化治疗，控制缺血症状，改善患者预后。还应在进行危险评估后，指导患者进行常规运动康复，纠正不良生活方式，帮助患者社会心理状态的恢复。

第三节　急性 ST 段抬高心肌梗死

急性 ST 段抬高心肌梗死（STEMI）是急性心肌缺血性坏死，大多数是在冠状动脉粥样硬化不稳定斑块病变的基础上，继发血栓形成导致冠状动脉血管持续、完全阻塞，使冠状动脉血供急剧减少或中断，相应的心肌严重而持久地急性缺血所致。在心电图上表现为 ST 段抬高，区别于非 ST 段抬高急性冠脉综合征。

急性心肌梗死的发病率和病死率呈显著增长的趋势。美国每年有 110 万心肌梗死患者，其中 45 万为再发患者。据欧洲瑞典 STEMI 发病率注册登记，其年发病率为 0.66‰。随着人口老龄化，现代生活节奏的加快，饮食习惯的改变以及社会、心理等因素的影响，我国急性心肌梗死的发病率呈逐年升高，且呈年轻化的趋势。现患心肌梗死 200 万人，每年新发 50 万人。其中男性多于女性，北方多于南方。据《2013 年中国心血管病报告》显示，从 2005 开始，农村的急性心肌梗死发病率快速上升，到 2009 年已超过城市水平。

近年来，急性心肌梗死的治疗技术有了很大的发展。经皮冠状动脉介入治疗及循证医学为基础的药物治疗显著降低了急性心肌梗死患者的病死率。但另一方面使患者度过了急性期，增加了缺血性心脏病心力衰竭的患者。这些患者数量在全球范围内有所上升，而且往往预后不佳。

一、病理和病理生理

（1）不稳定斑块：这是 STEMI 的病理基础。典型的不稳定斑块主要包括大脂质池、薄纤维帽、大量巨噬细胞和 T 淋巴细胞以及少许平滑肌细胞或胶原等。研究发现炎症反应、氧化应激、细胞凋亡、斑块所受的应力和血流剪切力、新生血管、血管重构等与不稳定斑块的形成密切相关，其中炎症反应是不稳定斑块发生发展的核心。大量证据表明炎症介质对于调节各种细胞因子，从而参与动脉粥样硬化斑块的发展有着重要的作用，它是非继发性免疫反应的主要效应器。近期研究也证实，T 淋巴细胞介导的继发性免疫反应也参与不稳定斑块的产生。对于不稳定斑块分子机制的研究不仅有助于对急性心肌梗死病理生理学机制的理解，更为冠心病的危险分层、干预预防及预后判断开辟新的途径。

（2）血栓形成：斑块破裂和血栓形成是 STEMI 的主要机制，斑块破裂能引起 2/3～3/4 的STEMI。斑块侵蚀与斑块出血也是造成血栓形成的重要原因。血小板在冠脉血栓形成中起了关键的作用。斑块破裂，冠脉血管内膜下胶原暴露，促进各种缩血管物质的释放，导致血小板的迅速黏附、聚集和激活。血小板激活后释放或激活多种介质，如血栓素 A_2（TXA_2）、二磷酸腺苷（ADP）等，进一步促进血小板聚集体的形成，形成初级血栓，红色血栓，进而导致冠状动脉完全闭塞，心电图上可表现相应导联 ST 段抬高，相应供血心肌灌注受阻，心肌缺血，最后导致心肌细胞损伤或坏死。

（3）心肌坏死：心肌梗死后局部心肌缺血，低氧、酸中毒、氧化应激和细胞因子大量产生等因素促进心肌细胞的快速坏死。在动物实验中，冠脉血流阻断后 30～45 秒，心脏收缩和舒张功能就出现异常，30～40 分钟后心肌细胞出现肿胀及凋亡。若无再灌注或明显侧支循环，将在心肌梗死后 6 小时内出现心肌坏死。细胞死亡导致大量炎症细胞侵入，急性渗出性炎症反应暴发。心梗 24 小时后，开始组织修复，包括巨噬细胞的激活，清除坏死心肌细胞；基质细胞的激活，如成纤维细胞和内皮细胞等，形成肉芽组织和新生血管。7 天后，炎症反应逐步消退，肉芽组织转变为胶原瘢痕组织，炎症细胞、成纤维细胞和内皮细胞凋亡，坏死心肌组织为非细胞组织代替。

（4）心室重塑：其开始于心肌梗死后数小时内，主要表现为梗死区变薄和拉长，称之为梗死区扩展（IE），其原因主要是心肌细胞死亡导致心室壁内张力下降，胶原纤维侵入和周围非梗死段收缩牵拉。梗死区发生修复性纤维化，最终被瘢痕组织所填充，瘢痕组织是没有收缩功能的，因而心室壁活动受限，最终导致代偿性心室扩张。神经-体液因素，如 RASS 系统、交感神经的激活，TGF-β_1、MMPs 等因子的调控等也在心室重塑中起了重要的协同作用。

二、临床表现

1．诱发因素

多在春、冬季节发病，与气候寒冷及气温变化大相关。常见的诱发因素包括情绪激动、剧烈运动、饱食、发热等。其他因素如呼吸道感染、创伤、急性失血、出血性或感染性休克、主动脉瓣狭窄、肺栓塞、低血糖、应用可卡因和拟交感药、过敏等。

2．缺血症状

（1）先兆：发病前数日可有乏力、胸部不适、心悸、气急、烦躁、胸痛等前驱症状。心绞痛新发或发作较以往频繁、性质较剧、持续较久、硝酸甘油疗效差。心电图示 ST 段压低，T 波倒置或增高（"假性正常化"），应警惕近期内发生心肌梗死的可能。

（2）胸痛：是大多数急性心肌梗死患者的最典型临床表现，需要注意胸痛的特征，包括部位、性质、放射部位、诱发、缓解因素和持续时间等。急性心肌梗死时胸痛性质与心绞痛相似，但更严重，且持续不能缓解。

典型缺血性胸痛多位于胸骨后，也可在左胸骨旁、心前区或越过前胸，有时不适位于颈前区、颌部或上腹部，可放射至左臂，亦可至右臂或两臂和肩、颈、齿和肩胛间等处，但颌以上和脐以下部位不适，不是急性心肌梗死的典型部位。伴随症状常有出汗、乏力、呼吸困难、焦虑、恐惧甚至晕厥等。

估计 20％的急性心肌梗死是无痛性即隐匿性，多见于老年患者和糖尿病患者，由于老人和糖尿病患者的预后更差，故需提高警惕。这些患者的急性心肌梗死可能以突发呼吸困难、乏力、头昏、恶心、呕吐或精神错乱、突发性意识改变、新发心律失常和血压下降等不典型临床表现，造成漏诊和误诊。

（3）伴随症状：全身伴随症状包括发热、心动过速、白细胞增高和血沉增快等，由坏死物质吸收所引起，一般在疼痛发生 24～48 小时出现，程度与梗死范围常成正相关，体温一般在 38℃左右，很少超过 39℃，持续 1 周。消化道伴随症状可有频繁的恶心、呕吐、大汗和上腹胀痛，与迷走神经受坏死心肌刺激和心排血量降低、组织灌注不足等有关。下壁心肌梗死多见。

3．并发症状

（1）心律失常：急性心肌梗死患者中 75％～95％可出现心律失常，多发生在起病 1～2 周内，而以 24 小时内最多见，心律失常是急性心肌梗死早期死亡的重要原因之一。各种心律失常中以室性心律失常最多，尤其是室性期前收缩，如室性期前收缩频发（每分钟 5 次以上）、成对出现或短阵室性心动过速，多源性或落在前一心搏的易损期（Ron T 现象）属高危。房室传导阻滞和束支传导阻滞也较多见。完全性房室传导阻滞多见于下壁心肌梗死。前壁心肌梗死如发生房室或（和）室内传导阻滞表明梗死范围广泛。室上性心律失常则较少，多发生在心力衰竭患者中。由于再灌注治疗和 β 受体阻断药的广泛应用，心肌梗死后 48 小时内室性心律失常的发生率明显降低。低血钾、低血镁等电解质紊乱是室性心律失常的重要诱发因素。

（2）心力衰竭：急性心肌梗死时的心力衰竭主要与大量心肌坏死、心室重构和心脏扩大有关，也可继发于心律失常或机械并发症。心肌梗死面积是决定心功能状态的重要因素，梗死面积占左心室的 20%时即可引起心力衰竭，梗死面积超过 40%则将导致心源性休克。ST 段抬高心肌梗死急性期心力衰竭往往预示近期及远期预后不良。

（3）低血压和休克：急性心肌梗死再灌注治疗可显著改善患者预后，心源性休克的发生率已从 20%降至 7%左右，而其中 90%以上发生在住院期间。目前已知的急性心肌梗死发生心源性休克的危险因子包括高龄、糖尿病、前壁心肌梗死、射血分数（EF）降低、大面积心肌梗死、冠状动脉严重狭窄、Killip 分级高、心肌梗死病史以及充血性心力衰竭。高龄、左心功能减退、糖尿病及再发心肌梗死和前壁大面积心肌梗死的患者易导致心源性休克，休克可单独出现或与心力衰竭合并发生。

急性心肌梗死并发心源性休克病因包括：①急性心肌梗死相关的左心室功能衰竭；②机械并发症，包括急性严重的二尖瓣反流、室间隔穿孔和心脏游离壁破裂/心脏压塞；③右心室梗死所致的孤立型右室心源性休克。

急性心肌梗死导致休克的病理生理学机制可能是心肌梗死早期心室急性扩张代偿机制丧失不能维持每搏输出量的缘故。另外，心肌不可逆的损伤、心肌缺血导致心脏功能受损，泵血减少，血压降低，减少了心脏负荷，但同时也减少了冠脉血流，减少其他重要组织器官的血流灌注。心室舒张功能异常和顺应性异常是诱发心源性休克的原因之一。右室心肌梗死后休克仅占心肌梗死后心源性休克的 5%，单纯的右室功能异常心源性休克的病死率类同于左室心源性休克。

心源性休克的临床特征为低血压和组织低灌注。诊断主要依靠血流动力学指标：临床表现为严重的低血压（收缩压<80～90mmHg，或平均动脉压较基础状态低 30mmHg），心排血指数（CI）明显减低 [CI<1.8L/（min·m^2）] 和左室舒张末压增高 [肺毛细血管楔压（PCWP）>18～20mmHg]。患者可出现低血压和周围循环衰竭，如烦躁不安、面色苍白、皮肤湿冷、脉细而快、大汗淋漓、尿量减少，甚至晕厥。

急性心肌梗死合并心源性休克治疗的目的在于提高心排血量及灌注压，支持心功能，防止梗死延展，并尽可能缩小缺血、坏死范围，阻断恶性循环。其处理原则包括：及时纠正影响休克的心外因素；适当合理使用血管活性药物；联合使用机械辅助装置如主动脉内球囊反搏，争取早期再灌注；必要时行外科治疗。

4. 体征

无特异性的体征，体检可正常或非特异性改变。但合并心力衰竭的患者可有两肺啰音、S$_4$ 奔马律。二尖瓣乳头肌功能失调者，心尖区可闻及粗糙的收缩期杂音，心室间隔穿孔者，胸骨左下缘响亮的收缩期杂音，常伴震颤。初期血压常增高，但也可正常或减低。前壁心肌梗死可伴有交感活性亢进征象如心动过速、高血压等，而下壁心肌梗死可有心动过缓、低血压等。

检查要着眼于心功能的总体评估，监护生命体征，关注左、右心衰竭体征如S_3奔马律、肺部啰音、颈静脉压增高等，严密观察心律失常和机械性并发症如听诊发现新的心脏杂音。如有灌注不足征象，要明确原因如血容量不足、右心或左心衰竭并予纠正至关重要。心源性休克时血压下降（收缩压<90mmHg，或平均动脉压下降>30mmHg）、少尿（尿量<17mL/h）、意识模糊。急性右心衰竭主要表现为低心血量综合征，右心循环负荷增加，颈静脉怒张、肝大、低血压。

三、并发症

（1）乳头肌功能失调或断裂：急性心肌梗死早期，10%～50%的患者发生乳头肌功能不全，心尖区可闻及收缩中晚期喀喇音和吹风样收缩期杂音，杂音较少超过 3～4 级，第一心音可不减弱或增强。少数患者（3%～4%）可发生乳头肌断裂，突然出现严重的二尖瓣关闭不全及左心功能衰竭、急性肺水肿或心源性休克。下壁心肌梗死引起的后内侧乳头肌断裂较为多见，而前侧壁心肌梗死导致的前侧乳头者较少见。乳头肌断裂是急性心肌梗死后少见但致命性的并发症，常发生于急性心肌梗死后 1 周内，部分断裂可延迟至 3 个月内。病情进展迅速，内科疗效差，病死率高，如无外科手术治疗，90%的患者在 1 周内死亡。需要注意的是，乳头肌断裂并不代表心肌梗死面积大，50%的乳头肌断裂可发生于小面积心肌梗死，患者冠状动脉仅为中度狭窄。

（2）室间隔破裂穿孔：这是急性心肌梗死少见而严重的并发症，占心脏破裂的10%，心肌梗死总病死率的 5%。室间隔穿孔大多发生在心肌梗死后 3～5 天，也可在发病 24 小时内或 2 周后。在溶栓前室间隔穿孔通常发生在心肌梗死后 1 周，发生率为 2%；再灌注治疗使其发生率下降至0.2%，但发生时间前移，病理变化加重。室间隔破裂穿孔的自然病程凶险，迅速发生心力衰竭、心源性休克，病死率高。内科保守治疗效果差，手术治疗有时可能挽救生命。室间隔穿孔多发生在首次 STEMI、多支病变，尤其是左前降支病变（前壁心肌梗死）的患者。缺乏侧支循环、高龄、高血压、溶栓治疗可能也与其发生有关。室间隔穿孔多发生在坏死心肌的边缘处，多为单一破裂口，1cm 至数厘米大小，可以是明确相通的孔洞，也可以是不规则或潜行的穿孔。前壁心肌梗死引起的室间隔穿孔大多靠近心尖部，而下壁心肌梗死引起的室间隔穿孔则在室间隔的基底部。

（3）室壁瘤：心室膨胀瘤或称室壁瘤，发生率 5%～10%，室壁瘤多见于首次发作、前降支完全闭塞且无侧支循环形成的前壁大面积心肌梗死患者，好发于前壁和心尖处。易合并充血性心力衰竭、动脉栓塞及严重的心律失常，病死率较无室壁瘤者高 5～6 倍。也有人将室壁瘤称为真性室壁瘤，以别于心室游离壁破裂形成的假性室壁瘤，两者的治疗和预后迥异。

（4）栓塞

附壁血栓：在未行抗凝治疗的急性心肌梗死患者中20%发生心室内附壁血检，尤其是累及左心室心尖部的大面积前壁心肌梗死更易发生。附壁血栓的形成与心肌梗死造成的心内膜炎性反应促进血小板在梗死区的黏附聚集有关。室壁瘤的患者更易形成附壁血栓。虽然心室附壁血栓脱落可引起脑、肾、脾或四肢等动脉栓塞，但心肌梗死合并附壁血栓患者的死因多为心力衰竭、心源性休克、再梗死、心律失常或心脏破裂等严重并发症。

深静脉血栓和肺栓塞：既往心肌梗死患者的治疗强调严格的、较长时间的卧床休息，从而引发下肢静脉血栓并进而发生肺动脉栓塞。近些年来，随着积极的抗凝、抗血小板治疗，心肌梗死患者早期运动等治疗策略的改变，下肢静脉血栓形成的发生率已明显下降。

（5）心肌梗死后心包炎及梗死后综合征：急性 STEMI 患者常常可发生急性心包炎，表现为胸痛、心包摩擦音，发生于心肌梗死后的 24 小时至 6 周。早期心包炎主要为梗死延展到心外膜导致的局部急性纤维素性炎症。而梗死后综合征大多发生于心肌梗死后数日至 6 周，为坏死物质所致的自身免疫性心包炎、胸膜炎和（或）肺炎，表现为发热、胸膜-心包积液伴胸痛。

四、实验室和辅助检查

1. 心电图

对疑似 STEMI 胸痛患者，应在到达急诊室后 10 分钟内完成心电图检查，下壁心肌梗死时需加做 $V_{3R}\sim V_{4R}$ 和 $V_7\sim V_9$。如早期心电图不能确诊时，需 5～10 分钟重复测定。T 波高尖可出现在 STEMI 超急性期，与既往心电图进行比较，有助于诊断。左束支传导阻滞患者发生心肌梗死时，心电图诊断困难，需结合临床情况仔细判断。强调尽早开始心电监测，以发现恶性心律失常。

心电图演变：V_1、V_2 导联心电监护能提高对 STEMI 诊断的敏感性和特异性。典型心电图表现为 ST 段抬高，持续数小时至数天，继以数小时至数天的 T 波倒置和出现波。急性 STEMI 时，心电图改变有以下 4 个互有重叠的演变阶段：①超急性期；②急性期；③亚急性期；④慢性期。

（1）超急性期：始于起病数分钟，持续和演变数小时。损伤区 T 波振幅增大、增宽即超急性期波形。

（2）急性期：数小时后，ST 段明显抬高、弓背向上，与直立的 T 波连接，形成单相曲线；数小时到 2 天内出现病理性 Q 波，同时 R 波减低，为急性期改变。

需与其他 ST 段抬高情况鉴别，如心包炎，左室肥大和 J 点抬高，和早期复极等。心包炎尤其值得关注，因为它的临床表现可能类似急性心肌梗死。

（3）亚急性期：此期 ST 段抬高开始恢复，而在 ST 段抬高的导联 T 波开始倒置，Q 波在 3～4 天内稳定不变，以后 70%～80% 永久存在，ST 段抬高持续数日至 2 周左右。

（4）慢性期：ST 段抬高的恢复变异极大。下壁心肌梗死一般在 2 周内完全恢复，但前壁心肌梗死后恢复可能较慢，持续性 ST 段抬高常见于前壁大面积心肌梗死，提示大面积心肌运动障碍或室壁瘤形成。对称性 T 波倒置，可能经历数周至数月恢复，亦可永久存在。

早期再灌注治疗，能加速心电图演变的时程。ST 段迅速回落，T 波倒置和 R 波消失出现早，Q 波不出现或消失亦偶尔可以见到。

2. 血清心肌标志物

建议入院即刻、2～4 小时、6～9 小时、12～24 小时测定血清心肌标志物。肌钙蛋白（cTn）T 或 I 是诊断心肌坏死最特异和敏感的首选标志物，STEMI 症状发生后 2～4 小时开始升高，10～24 小时达到峰值，肌钙蛋白升高结合心肌缺血证据即可诊断 STEMI。肌酸激酶同工酶（CK-MB）对判断心肌坏死的临床特异性较高，超过正常上限 2 倍以上并有动态变化。由于首次 STEMI 后肌钙蛋白将持续升高一段时间（7～14 天），CK-MB 适于诊断再发心肌梗死。连续测定 CK-MB 还可判定溶栓治疗的疗效，此时 CK-MB 峰值前移（14 小时以内）。磷酸肌酸激酶（CK）由于广泛分布于骨骼肌，缺乏特异性，因此不推荐用于诊断 STEMI。临床应用中除测定 CK 和 CK-MB 水平外，还要注意 CK-MB 占总 CK 的比值，在两者增高的情况下，该比值在 4%～25% 时，则急性心肌梗死（AMI）可能大。天门冬氨酸氨基转移酶（AST）、乳酸脱氢酶（LDH）等对诊断 STEMI 特异性差，不再推荐用于诊断 STEMI。肌红蛋白测定有助于早期诊断，但特异性较差。

3．其他实验室检查

入院时，常规检查全血细胞计数、血小板计数、常规血生化、血脂、凝血功能等，有助于评估并发症和预后及指导治疗。心肌损伤能引起多形核细胞增多，常使白细胞数增至 $12×10^9/L～15×10^9/L$，2～4 天达到高峰。急性期炎症标志物如 C 反应蛋白、血沉等增加，且有助于判断预后。

4．冠状动脉造影术

冠状动脉造影是确诊冠心病的"金标准"。STEMI 大多表现为梗死相关血管完全闭塞，不稳定斑块破裂和血栓形成。部分表现为次全闭。据文献报道，急性心肌梗死中，6% 的患者冠脉造影显示正常。目前认为冠脉造影正常的急性心肌梗死通常是由冠脉痉挛所致，其发生机制可能是冠状动脉痉挛、血栓自溶、冠状动脉病变发生在很小的血管，造影无法显示等。此外，冠脉解剖变异如冠状动脉开口异常，冠状动静脉瘘或心肌桥等亦可诱发 STEMI。STEMI 受累在常见的血管是左前降支，其次是右冠状动脉和回旋支。相对急性非 ST 段抬高心肌梗死（NSTEMI），STEMI 更多见于单支血管的病变，而前者则三支病变较为常见。其不同心电图表现可能与心肌损伤的程度相关。冠状动脉的急性完全闭塞，导致透壁性心肌损伤，在心电图上表现为相关导联的 ST 段抬高，而在 NSTEMI 中，多为血管次全闭，出现心内膜下心肌损伤，不表现为 STS 抬高。

5．超声心动图

超声心动图在心肌梗死诊断中可评价心脏室壁节段的运动、室壁厚度、心腔形态、左心室收缩及舒张功能，评价存活心肌等。同时可进行排除性诊断，如二维超声可明确急性心包炎、心包积液的诊断，二维结合经食管超声可明确主动脉夹层的诊断等。心肌梗死在二维超声心动图上的特征性表现，节段性室壁运动异常的表现为：①室壁运动幅度减低、消失、反常（矛盾）运动；②室壁运动时间延迟；③心肌收缩时的变形及变形率减低；④心肌收缩运动梯度低下；⑤室壁收缩期增厚率减低、消失、负值。

五、诊断和鉴别诊断

STEMI 的诊断标准包括：①临床表现，即心肌缺血的症状，如胸痛等；②心肌标志物（首选心肌肌钙蛋白）的升高（至少有 1 次值超过 99% 参考值上限）；③特征性的心电图改变及动态演变；④冠心病危险因素如高血压、糖尿病、高脂血症、吸烟史、早发冠心病家族史等。鉴别诊断要考虑以下疾病。

（1）主动脉夹层：胸痛为向背部放射的严重撕裂样疼痛伴有呼吸困难或晕厥，但无急性心梗心电图变化者，应警惕主动脉夹层。但如夹层累及冠脉，也可有类似心梗的心电图 ST-T 改变。需主动脉 CT 造影明确诊断。

（2）急性肺栓塞：胸痛，常伴突发呼吸困难，咯血及严重低氧血症，心电图、D-二聚体检测及CT肺动脉造影有助于鉴别。下肢深静脉血栓的筛查也有助于诊断。

（3）急性心包炎：胸痛表现胸膜刺激性疼痛，向肩部放射，前倾坐位时减轻，可闻及心包摩擦音，心电图表现除 aVR 导联外的其余导联 T 段呈弓背向下型抬高，无镜像改变。

（4）其他：①气胸，可以表现为急性呼吸困难、胸痛和患侧呼吸音减弱，胸部平片可确诊；②消化性溃疡，可有剑突下或上腹部疼痛，有时向后背放射，可伴晕厥、呕血或黑便。大便隐血试验、消化道内镜等可帮助诊断。

六、治疗

STEMI 的治疗原则是尽早诊断尽早开通血管"时间就是心肌，心肌就是生命"。研究证实，早期积极开通梗死相关动脉，恢复有效的心肌再灌注是降低 STEMI 患者病死率、改善预后的关键。

（一）一般治疗

（1）休息：发病后需立即休息，一般以短期卧床休息为宜，并对患者进行必要的解释和鼓励，使其积极配合治疗而又解除焦虑和紧张，以便得到充分休息及减轻心脏负担。

（2）吸氧：急性心肌梗死患者常有不同程度的动脉血氧分压降低，在休克和左心室功能衰竭时尤为明显。对一般患者可能有利于防止心律失常，并改善心肌缺血缺氧，可有助于减轻疼痛。

（3）生命体征监护：心电、血压和呼吸的监测，必要时还需监测肺毛细血管压和静脉压。心率、心律、血压和心功能的变化为适时采取治疗措施、避免猝死提供客观依据。

（4）解除疼痛：心肌再灌注治疗开通梗死相关血管、恢复缺血心肌的供血是解除疼痛最有效的方法。但再灌注治疗前可选用下列药物尽快解除疼痛。吗啡或哌替啶（杜冷丁）：吗啡 2～4mg 静脉注射，必要时 5～10 分钟后重复，可减轻患者交感神经过度兴奋和濒死感。注意低血压和呼吸功能抑制的不良反应，但很少发生。

（二）再灌注治疗

早期开通闭塞的冠状动脉，使缺血心肌得到再灌注称之为再灌注治疗，濒临坏死的心肌可能得以存活，或坏死范围缩小，改善预后，是一种积极的治疗措施。再灌注治疗包括溶栓治疗、介入治疗和外科冠状动脉搭桥治疗。

1. 溶栓治疗

早期静脉应用溶栓药物能提高 STEMI 患者的生存率，在患者症状出现后 3 小时内开始用药，治疗效果最佳。

（1）溶栓药物：①非特异性溶栓药物，对血栓部位或体循环中纤溶系统均有作用：尿激酶和链激酶；②选择性作用于血栓部位纤维蛋白的药物：重组组织型纤维蛋白溶酶原激活剂（rt-PA）；③单链尿激酶型纤溶酶原激活药（SCUPA）、甲氧苯基化纤溶酶原链激酶激活剂复合物（APSAC）。新的溶栓剂还包括 TNK-组织型纤溶酶原激活剂（TNKPA）和葡激酶（SAK）等。

（2）溶栓治疗的适应证和禁忌证。适应证包括：①发病 12 小时以内到不具急诊 PCI 治疗条件的医院就诊、不能迅速转运、无溶栓禁忌证的 STEMI 患者均应进行溶栓治疗；②患者就诊早（发病≤3 小时）而不能及时进行介入治疗者，或虽具备急诊 PCI 治疗条件，但就诊至球囊扩张时间与就诊至溶栓开始时间相差>60 分钟。且就诊至球囊扩张时间>90 分钟者应优先考虑溶栓治疗；③对再梗死患者，如果不能立即（症状发作后60分钟内）进行冠状动脉造影和PCI，可给予溶栓治疗；④对发病12～24小时仍有进行性缺血性疼痛和至少2个胸导联或肢体导联ST段抬高>0.1mV的患者，若无急诊PCI条件，在经过选择的患者也可溶栓治疗。由于中国人群的出血性卒脑卒中险发病率较高，年龄>75岁的患者，建议首选PCI。

绝对禁忌证：①出血性卒中或原因不明的卒中；②6个月内的缺血性卒中；③中枢神经系统创伤或肿瘤；④近期的严重创伤、手术、头部损伤（3周内）；⑤近期胃肠道出血（1个月）；⑥主动脉夹层；⑦出血性疾病；⑧难以压迫的穿刺（内脏活检、腔室穿刺）。

相对禁忌证：①6个月内的短暂性脑缺血发作；②口服抗凝药物；③血压控制不良（收缩压≥180mmHg或者舒张压≥110mmHg）；④感染性心内膜炎；⑤活动性肝肾疾病；⑥心肺复苏无效。

（3）给药方案：①尿激酶30分钟内静脉滴注150万U；②用链激酶150万U静脉滴注，60分钟内滴完，此药具有抗原性，可能发生过敏反应，不主张重复使用。以上两种药物在溶栓后均需普通肝素或低分子肝素辅助治疗；③rt-PA（重组组织型纤维蛋白溶酶原激活剂），100mg在90分钟内静脉给予（加速给药方案）：先静脉注射15mg，继而30分钟内静脉滴注50mg，其后60分钟内再给予35mg。国内有报道，用上述剂量的一半也能奏效。给药前先静脉注射普通肝素5000U，然后每小时700～1000U，静脉滴注48小时，以后改为皮下注射7500U，每12小时1次，或用低分子肝素替代，连用3～5天，需注意出血倾向，尤其颅内出血。

（4）溶栓再通的判断指标：直接指征：冠状动脉造影观察血管再通情况，通常采用TIMI分级：①TIMI 0级：梗死相关冠状动脉完全闭塞，远端无造影剂通过；②TIMI 1级：少量造影剂通过血管阻塞处，但远端冠状动脉不显影；③TIMI 2级：梗死相关冠状动脉完全显影，但与正常血管相比血流较缓慢；④TIMI 3级：梗死相关冠状动脉完全显影且血流正常。根据TIMI分级达到2级、3级者表明血管再通，但2级者通而不畅。间接指征：①ECG抬高的ST段于2小时内回降>50%；②胸痛于2小时内基本消失；③2小时内出现再灌注性心律失常（短暂的加速性室性自主节律，房室或束支传导阻滞突然消失，或下后壁心肌梗死的患者出现一过性窦性心动过缓、窦房传导阻滞）或低血压状态；④血清CK-MB峰值提前出现在发病14小时内。具备上述4项中2项或2项以上者，考虑再通；但②和③两项组合不能被判定为再通。

2. 介入治疗

急诊经皮冠状动脉介入术或称直接PCI术，是指患者未经溶栓治疗，直接进行经皮冠状动脉血管成形术。其中支架植入术的效果优于单纯球囊扩张术。发病数小时内进行的紧急PTCA及支架术已被公认为是一种目前最安全、有效的恢复心肌再灌注的手段，其特点是梗死相关血管再通率高和残余狭窄低。溶栓失败未达到再灌注也可实行补救PCI。心肌梗死发生后，尽早恢复心肌再灌注能降低近期病死率，预防远期的心力衰竭发生。

直接PCI较溶栓相比，具有以下优点：①应用于不宜溶栓的患者，即扩大了治疗范围；②可以即刻了解冠状动脉解剖状况，同时评估左心室功能，因而可以进行早期危险分层；③迅速使梗死相关血管再通；④心肌缺血复发、再梗死和再闭塞发生率低；⑤高危患者存活率较高；⑥心肌再灌注损伤和心脏破裂的发生率低；⑦致命性颅内出血风险降低；⑧缩短住院天数。

STEMI患者行直接PCI治疗仅限于发病12小时以内者。超过12小时者仅限于症状持续不缓解或血流动力学不稳定者。鉴于 STEMI 患者接受急诊 PCI 治疗的生存率与开始治疗时间密切相关，国际 STEMI 指南将急性心梗直接 PCI 从就诊到球囊扩张的时间（D2B）＜90 分钟作为目标值。

对 STEMI 合并心源性休克患者不论发病时间也不论是否曾溶栓治疗，均应紧急冠状动脉造影，若病变适宜，立即直接 PCI；药物治疗后血流动力学不能迅速稳定者应用主动脉内球囊反搏术（IABP）支持。

接近 50% 的 STEMI 患者都有多支重要血管的病变。美国 2013 及中国 2015 STEMI 介入指南均建议：只处理与梗死相关的动脉（犯罪血管）。除非处理 IRA 后仍有持续缺血征象或合并心源性休克患者。然而，美国 2015 年 STEMI 指南更新中，建议对 STEMI 合并多支病变、血流动力学稳定患者，可考虑干预非 IRA（可与直接 PCI 同时或择期完成），多项 2013～2015 年的荟萃分析提示择期完成多支 PCI 的临床获益可能优于直接 PCI 同期干预非 IRA。我国 2016 最新指南推荐在血流动力学稳定前提下择期完成非 IRA 的介入治疗（Ⅱa，B），可以考虑非 IRA 与直接 PCI 同期完成（Ⅱb，B）。

3．外科冠状动脉搭桥治疗

冠状动脉造影显示不适合介入治疗的患者可行急诊冠脉搭桥术，在国内开展得非常少。

（三）抗栓治疗

抗栓治疗非常重要，包括抗血小板治疗和抗凝治疗。抗血小板药物包括阿司匹林、氯吡格雷、替格瑞洛或普拉格雷、糖蛋白Ⅱb/Ⅲa 受体拮抗药（阿昔单抗、依替巴肽或替罗非班）。抗凝药物包括普通肝素、低分子肝素和比伐卢定。

1．抗血小板治疗

（1）阿司匹林：它是冠心病治疗的基石。大量临床研究表明，阿司匹林显著降低急性心肌梗死患者的病死率，而不增加出血或卒脑卒中险。为了迅速达到治疗的血药浓度，心梗急性期，阿司匹林首次负荷剂量 300mg，患者咀嚼药片促进口腔黏膜吸收，其后 100mg/d 长期维持。

（2）二磷酸腺苷（APD）受体拮抗药：直接 PCI 前给予负荷剂量氯吡格雷 600mg。不论患者是否溶栓治疗，若未服用过噻吩吡啶类药物，应给予氯吡格雷负荷量 300mg，以后 75mg/d 维持。推荐氯吡格雷加阿司匹林联合应用至少 12 个月。在长期维持中，氯吡格雷 75mg/d 也单用于阿司匹林不能耐受的患者。

（3）血小板糖蛋白Ⅱb/Ⅲa 受体拮抗药：血小板糖蛋白Ⅱb/Ⅲa 受体介导的血小板聚集是红色血栓形成的最后共同途径，通过阻断该途径的血小板糖蛋白Ⅱb/Ⅲa 受体拮抗药成为急性心肌梗死和 PCI 患者治疗的有效手段。荟萃分析显示，PCI 术前、PCI 术后或未行 PCI 的患者应用血小板糖蛋白Ⅱb/Ⅲa 受体拮抗药均能显著改善预后。但血小板糖蛋白Ⅱb/Ⅲa 受体拮抗药在降低缺血事件的同时可能增加出血并发症，对长期预后产生不良影响。因此血小板糖蛋白Ⅱb/Ⅲa 受体拮抗药对 STEMI 行直接 PCI 患者不应常规应用，可应用于血栓负荷较高或冠脉慢血流的患者。静脉制剂包括阿昔单抗、依替巴肽和替罗非班。

2．抗凝治疗

凝血酶使纤维蛋白原转变为纤维蛋白是最终形成血栓的关键环节，因此抑制凝血酶至关重要。推荐所有 STEMI 患者使用抗凝治疗。

（1）普通肝素：普通肝素能够降低 STEMI 接受溶栓患者早期病死率。因此，建议溶栓患者早期常规给予静脉普通肝素 48 小时。一般使用方法是静脉注射普通肝素 70U/kg，然后静脉滴注 15U/（kg·h）维持，每 4～6 小时测定 APTT，使 APTT 为对照组的 1.5～2 倍，一般在 48～72 小时后改皮下注射 7500U，每 12 小时 1 次，注射 2～3 天。溶栓制剂不同，肝素用法也不同，重组组织型纤维蛋 A 溶酶原激活剂（rt-PA）治疗中需充分抗凝，而尿激酶和链激酶只需溶栓治疗后行皮下注射治疗，而不需溶栓前的静脉使用。在直接 PCI 中，普通肝素推荐按需给药，使 APTT 值达到要求，注意：若需用Ⅱb/Ⅲa 受体拮抗药，肝素剂量需酌情减量。

（2）低分子肝素：绝大多数情况下，因其不需监测凝血时间、肝素诱导的血小板减少症发生率低等优点，低分子肝素已经取代了普通肝素。研究表明，对不适合溶栓的 STEMI 患者，低分子肝素相比普通肝素，能显著降低主要有效终点 30 天全因病死率和非致死再次心梗的发生率，但严重和轻微出血显著增加，总病死率不增加，净临床获益倾向低分子肝素。具体用法如下：依诺肝素用法：年龄＜75 岁，血肌酐≤221μmol/L（男）或≤177μmol/L（女）者，先静脉注射 30mg，15 分钟后开始 1mg/kg 皮下注射，1 次/12h。≥75 岁者，不用静脉负荷量，直接 0.75mg/kg 皮下注射，1 次/12h。肌酐清除率＜30mL/min 者，给予 1mg/kg 皮下注射，1 次/24h。

（3）磺达肝癸钠：是第一代合成型戊糖类似物，仅与 Xa 因子发生作用。磺达肝癸钠与低分子肝素的适应证类似，但不推荐单独用 STEMI 行 PCI 的术中用药，因为与依诺肝素相比，它显著增加导管内血栓和冠脉并发症的发生率。具体用法为皮下注射 2.5mg/d。

（4）比伐卢定：它是一种直接凝血酶抑制药，其有效成分为水蛭素衍生物片段，通过直接并特异性抑制Ⅱa 因子活性，能使活化凝血时间明显延长而发挥抗凝作用。比伐卢定越来越多地应用于各种类型的冠状动脉疾病。无论临床试验还是荟萃分析，均显示比伐卢定与普通肝素加糖蛋白Ⅱb/Ⅲa 受体抑制药比较显著较少了出血风险，因此更为安全。另外，在肾功能不全需要抗凝的患者中，比伐卢定也是个良好的选择。与水蛭素不同，在 PCI 中，比伐卢定也不需要进行抗凝监测。

（四）抗缺血和稳定斑块治疗

（1）硝酸酯类：通过扩张冠状动脉，增加冠状动脉血流量以及增加静脉容量，而降低心室前负荷。大多数心肌梗死患者有应用硝酸酯药物指征，而在下壁心肌梗死、可疑右室梗死或明显低血压的患者（收缩压＜90mmHg），尤其合并心动过缓时，不适合应用。

（2）β 受体阻断药：其抗心肌缺血的机制和用法详见"稳定型心绞痛"部分。

（3）他汀类：大量研究证实，他汀类药物可以改善急性心肌梗死患者的短期和长期预后。这一获益除与他汀类药物可降低低密度脂蛋白胆固醇外，还与其"多效性"密切相关。他汀类药物可能通过对炎症系统的调节，稳定斑块、改善内皮细胞功能等，从而减少梗死面积，减轻炎症反应，有利心肌细胞的存活。近期临床研究还提示，高强化他汀治疗与低强化治疗相比，能进一步降低 STEMI 患者的非致命性临床终点事件。因此，所有 STEMI 患者排除禁忌后，建议应尽早强化使用。

（五）改善预后治疗

（1）ACEI/ARB：大规模临床随机研究已明确 ACEI 有助于改善恢复期心肌的重构，减少急性心肌梗死的病死率和心肌梗死后充血性心力衰竭的发生。除非有禁忌证，应全部选用，但前壁心肌梗死或有心肌梗死、心力衰竭和心动过速等高危患者受益更大。通常在初期 24 小时内开始给药，但在完成溶栓治疗后并且血压稳定时开始使用更理想。一般从小剂量口服开始，防止首次应用时发生低血压，在 24～48 小时内逐渐达到足量。ACEI 不能耐受者可选择 ARB。

（2）β 受体阻断药：它不仅能改善心肌缺血症状，还有效改善心室重塑，减少心律失常，显著降低心血管事件的发生率。研究也显示短期试验中 STEMI 患者病死率降低 4％，长期试验中 STEMI 患者病死率降低 29％。病死率降低的部分原因是心源性猝死发生率的降低。β 受体阻断药配合其他药物还能逆转心室重构，显著改善左室功能。

（六）并发症的处理

1. 心律失常治疗

除 β 受体阻断药外，临时和长期抗心律失常治疗仅用于致命性或有严重症状的心律失常。目前流行病学资料表明，室性期前收缩频发和成对出现并不一定增加心室颤动危险，但需密切监测。如室性心动过速、室颤和完全性房室传导阻滞威胁患者的生命，需要紧急处理，但必须建立在积极治疗心肌缺血、纠正电解质和酸碱平衡紊乱等治疗基础上进行。预防性应用其他药物（如利多卡因）增加死亡危险，故不推荐应用。

（1）室性期前收缩和非持续性室性心动过速：可不用抗心律失常药物治疗。持续性单形性室速不伴心绞痛、肺水肿或低血压，可选用利多卡因 50～100mg 静脉注射，每 5～10 分钟重复 1 次，至室速消失或总量已达 3mg/kg，继以 1～4mg/min 的速度静脉滴注维持。也可静脉应用胺碘酮，10 分钟内注射 150mg，然后 1mg/min 维持，继续 0.5mg/min 维持。

胺碘酮是唯一对左室功能降低的患者无严重的促心律失常作用的抗心律失常药物，因此是左心室功能降低患者的可选药物。如室速持续存在或影响血流动力学需进行起始能量为 50J 的同步电复律治疗。

（2）持续性多形性室速或心室颤动：尽快采用非同步直流电除颤，起始电量为 200J。如果不成功，给予 300～360J 重复除颤。

（3）缓慢的心律失常：可用阿托品 0.5～1mg 静脉注射。

（4）房室传导阻滞发展到二度或三度：伴有血流动力学障碍者，宜用临时心脏起搏器起搏治疗，待传导阻滞消失后撤除。

（5）急性心肌梗死 24 小时内禁用洋地黄类药物。室上性快速心律失常用维拉帕米等药物不能控制时，可考虑用同步直流电转复窦性心律，或采用快速起搏的超速抑制疗法。

2. 心力衰竭和休克

急性心肌梗死引起的泵衰竭可表现为左心室衰竭。静脉滴注硝酸甘油可减轻左心室前负荷和扩张冠状动脉改善血流，也可应用吗啡（或哌替啶）、利尿药或用多巴酚丁胺静脉滴注等治疗。洋地黄制剂可能引起室性心律失常，宜慎用。由于最早出现的心力衰竭主要是坏死心肌间质充血、水肿引起顺应性下降所致，而左心室舒张末期容量尚不增大，因此在梗死发生后 24 小时内，宜尽量避免使用洋地黄制剂。

心源性休克患者的心排血量显著降低，用主动脉内球囊反搏术进行辅助循环，积极选择性冠状动脉造影，PCI 开通闭塞冠状动脉或冠状动脉搭桥术再灌注治疗，可提高患者的生存率。根据休克纯属心源性，或尚有周围血管舒缩障碍，或血容量不足等因素存在，选择不同药物治疗。

（1）补充血容量：估计有血容量不足，或中心静脉压和肺小动脉楔压低者，用低分子右旋糖酐或 5%～10% 的葡萄糖液，输液后如中心静脉压上升 >18cmH_2O，肺小动脉楔压 >15～18mmHg，则应停止。右心室梗死时，中心静脉压的升高则未必是补充血容量的禁忌。

（2）应用升压药：补充血容量，血压仍不升，而肺小动脉楔压和心排血量正常时，提示周围血管张力不足，可在 5% 的葡萄糖液 100mL 中加入多巴胺 10～30mg 或去甲肾上腺素 0.5～1mg 静脉滴注。

（3）应用血管扩张药：经上述处理，血压仍不升，而肺小动脉楔压增高，心排血量低或周围血管显著收缩，以致四肢厥冷并有发绀时，谨慎使用血管扩张药物如硝普钠、硝酸甘油等可能有益。

（4）IABP：它使左心室收缩期后负荷降低，减少心肌需氧量，同时，心脏舒张压增高，增加冠状动脉血流灌注和微循环功能，减轻心肌缺血。IABP 适用于 STEMI 合并低血压、低心排血量及对药物治疗无效的心源性休克患者。对大面积 STEMI 或高危患者应考虑预防性应用 IABP。

（七）右心室梗死的处理

可以表现为无症状右心室功能不全或心源性休克，许多患者可在数周至数月恢复正常。下壁心肌梗死中，近一半有右心室缺血，但只有 10%～15% 有明确的血流动力学异常。下壁心梗时的低血压、无肺部湿啰音和颈静脉压升高的临床三联征，是右心室梗死的特征。右胸导联 V_{4R} 上 ST 段上抬 0.1mV 是右心室梗死的最特异表现。治疗措施与左心室梗死略有不同，治疗包括早期维持右心室前负荷、降低后负荷、增加右心室收缩力和早期再灌注治疗，宜补充血容量，在 24 小时内，可静脉输液 3～6L，直到低血压得到纠正，或肺毛细血管压达 15～18mmHg；如补液 1～2L，低血压未能纠正，可用正性肌力药物（尤其是盐酸多巴酚丁胺）。不宜用利尿药和血管扩张药。伴有房室传导阻滞时，可予临时起搏，但保证房室收缩协调对维持前负荷相当重要。

（八）康复治疗

康复的目的是通过制定合理的运动处方和安全的日常生活活动范围，评价康复运动效果，用以指导患者的临床治疗，促进患者回归正常生活，预防心脏事件的发生，降低发病率和病死率，提高生存质量，主要以运动康复为主。

运动康复缺乏标准方案，目前仍然处于多元化的阶段。常用的运动强度是 40%～80% 峰值氧摄入量，或 60%～80% 心率储备。可以采用小肌群抗阻训练，但强调小负荷、短时间、小运动量。高强度有氧训练、间断性训练和抗阻训练的安全性也已经得到证实，可以显著提高运动耐力，改善心脏功能和血管内皮功能，提高生活质量。心脏运动康复强调个体化、循序渐进、坚持系统性和长期性的原则。

第四节　无症状性心肌缺血

无症状性心肌缺血或无痛性心肌缺血，又称隐匿性心肌缺血（SMI）是指有客观证据的心肌缺血，如心电图典型缺血性 ST 段改变，放射性核素或超声心动图检查所示心肌血流灌注缺损及（或）左室功能异常，但缺乏各种类型心绞痛症状。SMI 病例生前冠脉造影或尸检几乎均可证实冠状动脉主要分支有明显狭窄，但有的病例，冠脉无固定狭窄，而是一过性痉挛。SMI 存在于各种类型冠心病之中，是冠心病的常见表现形式，SMI 不应与不一定产生心肌缺血的隐匿型冠心病（无症状性冠心病）相混淆。无症状性冠心病是指冠脉造影显示冠脉明显狭窄，或尸检有冠脉病变而生前从无心肌缺血的症状者，患者未做动态心电图、心电图负荷试验或核素心肌灌注显像检查，或做了检查而无阳性发现。

SMI 是冠心病的常见表现形式。据报道在从未发生过心绞痛或心肌梗死的无症状人群中，其检出率在 2.5%～10%，DCG 表明，慢性稳定型心绞痛患者 60%～80% 有 SMI 发作，一次心肌梗死后，常规轻量运动试验 10% 能检出 SMI，无症状性心肌梗死也较常见，美国一研究中心 30 年的随访中，心肌梗死在男性有 28%，女性有 35% 是无痛的。

（一）发病机制

心肌缺血发生时，有些人发生心绞痛症状，而另一些或同一人在其他时间则表现为无症状心肌缺血。这种现象可能与以下机制有关：①痛觉感受神经异常；②心肌缺血的范围、程度和持续时间；③疼痛介质的作用。

（二）临床表现

多为中年以上男性患者，一般无症状和体征，常在查体中发现。如疑为本病，应询问是否有相关的疾病，如高脂血症、高血压、糖尿病以及吸烟、长期室内工作而少活动及精神紧张等因素。部分患者可突然转为心绞痛、心肌梗死、严重心律失常甚或心搏骤停，也可逐渐发展为心肌硬化。因此，从这个意义上讲，无症状心肌缺血对患者具有更大危险性。体力活动、精神活动及天气变化可以成为其发作的诱因。

（三）辅助检查

（1）休息时心电图，可有 ST 段压低，T 波低平或倒置等心肌缺血改变，或某些其他异常表现。必要时做心电图负荷试验，可示阳性发现。

（2）血清胆固醇或三酰甘油可明显而持续升高。

（3）放射性核素心肌显像和超声心动图等。如条件允许，应进行冠状动脉造影以明确诊断。

（四）治疗

采取防治动脉粥样硬化的各种措施，防止粥样病变加重，争取粥样斑块消退，促进冠状动脉侧支循环的建立。

1. 一般治疗措施

（1）发挥患者的主观能动性，配合治疗。

（2）饮食：膳食总量勿过高，以维持正常体重为度，体重的计算方法：身高（cm）－110＝体重（kg），MBI＝体重（kg）/身高（m²），成人<25 为正常，25～30 为轻度肥胖，30～40 为中度肥胖，>40 为重度肥胖。提倡清淡饮食，多食含有维生素和植物蛋白的食物，尽量以植物油为食用油，应避免经常食用过多的动物性脂肪和含饱和脂肪酸的植物油，避免多食含有胆固醇过多的食物，严禁暴饮暴食以诱发心绞痛或心肌梗死，合并有高血压或心力衰竭者应限制食盐和含盐食物。

（3）适当的体力活动和体育活动。

（4）合理安排工作和生活，生活要有规律，保持乐观，愉快的情绪，避免过度劳累及情绪激动，注意劳逸结合，要有充足的睡眠。

（5）不吸烟，不饮烈性酒或大量饮酒（少量饮低浓度酒则有提高 HDL 的作用）。

（6）积极治疗与本病有关的疾病，如高血压、糖尿病、高脂血症、肥胖等。

2．药物治疗

选用硝酸酯类，β 受体阻断药，钙通道阻滞药。要定期体检。

第五节　缺血性心肌病

缺血性心肌病（ICM）的病理基础是心肌纤维化（或硬化）。为心肌长期供血不足，心肌组织发生营养障碍和萎缩，以致纤维组织增生所致。其临床特点是心脏逐渐扩大，发生心律失常和心力衰竭。因此与扩张型心肌病颇为相似，故称为"缺血性心肌病"。本型患者多有心绞痛或心肌梗死病史，亦可以心力衰竭或心律失常为首发症状。心律失常以室性期前收缩多见，亦可见心房颤动、病态窦房结综合征、房室传导阻滞和束支传导阻滞及阵发性心动过速等。

（一）发病机制

缺血性心肌病常见的病因有冠状动脉粥样硬化、痉挛、冠状动脉血栓，这些因素可引起冠状动脉狭窄、闭塞，导致心肌顿抑或冬眠，影响了心肌需氧、供氧之间的平衡，导致心肌细胞减少、坏死、局限或弥散性纤维化、心肌瘢痕和心力衰竭。

严重、弥漫的冠状动脉粥样硬化是缺血性心肌病的主要病理特征，冠状动脉有多支病变、高度狭窄或完全闭塞的特点，可累及冠状动脉小分支和微血管，也可见于冠状动脉主干正常者。

（二）临床表现

1．症状

（1）老年男性多见。

（2）心绞痛反复发作，持续时间较长，不易缓解；后期心绞痛发作反而减少。患者多有心肌梗死病史，甚至有多次心肌梗死病史。

（3）主要表现为左心衰竭，出现呼吸困难，活动时和卧位情况下均可发生，需要药物治疗才能缓解。

（4）可出现多种、复杂性心律失常，常以室性期前收缩、心房颤动及左束支阻滞最多见，也可出现房性心动过速、室性心动过速，甚至心室颤动。患者发作时表现为心悸，严重时可出现呼吸困难、心绞痛和晕厥。恶性室性心律失常是此类患者猝死的原因之一。

（5）猝死是患者症状和死亡类型之一，其主要原因为心律失常。有过猝死（抢救成功）的患者预后不良，存活率低。

（6）血栓性栓塞症状好发于有心房颤动及心腔明显扩大的患者。血栓可出现在心房或心室，一旦脱落引起不同部位的栓塞，包括脑梗死、下肢动脉栓塞、肠系膜动脉栓塞等，严重者可致死。

2．体征

（1）一般表现：患者出现出汗、端坐呼吸、发绀、四肢发冷、烦躁、少尿、血压升高或降低、心率变化以心动过速多见。

（2）心脏表现：①心脏扩大以左心室为主，心尖冲动向左下移位，心脏扩大是该病的重要体征，初期以左心室扩大为主，后期则全心扩大；②第一心音正常或低钝，心尖部可闻及第三心音和第四心音。如合并肺动脉高压，则肺动脉瓣第二心音亢进，心尖部常闻及收缩期杂音，系二尖瓣反流所致。

（3）其他体征：①肺部可出现干性、湿性啰音，以双下肺湿性啰音明显；②颈静脉怒张，肝大，双下肢水肿。

（三）辅助检查

（1）心电图检查：①心绞痛发作时可出现 ST 段压低，少数可出现 ST 段抬高，伴随 T 波倒置，ST-T 改变的导联常按病变冠状动脉支配区域分布，具有定位诊断价值，如果患者有心肌梗死病史，心电图可有病理性 Q 波、T 波倒置。②左心室肥大、异常 Q 波、ST 段压低、T 波改变。③心律失常，如窦性心动过速、房性期前收缩、室性期前收缩、室性心动过速、心房颤动、房室阻滞及束支阻滞等。

（2）胸部 X 线检查：主要表现为心影增大，且多数呈主动脉型心脏（以左心室增大为主，右心室多数正常），少数心影呈普大型。并可见升主动脉增宽及主动脉结钙化等。多数患者有不同程度的肺淤血表现，但肺动脉段改变不明显。

（3）心脏超声检查：心腔正常或扩大，以左心房及左心室扩大为主；室壁呈节段性运动减弱或消失，左心室射血分数明显降低，部分患者以舒张功能不全为主，表现为左心室射血分数正常或经口反流，并可见主动脉瓣增厚及钙化。

（4）多排冠状动脉 CT：可见多支冠状动脉弥漫性严重狭窄或闭塞，心脏扩大。

（5）冠状动脉造影：常表现为多支冠状动脉弥漫性严重狭窄或闭塞。

（四）诊断和鉴别诊断

中老年患者有左心室增大伴心力衰竭或心律失常，有动脉粥样硬化的证据或冠心病危险因素存在，在排除可引起心脏扩大、心力衰竭和心律失常的其他器质性心脏病后可诊断为本病。心电图检查除可见心律失常外，还可见缺血性 ST-T 变化。二维超声心动图可显示室壁的异常运动。若以往有心绞痛或心肌梗死病史，则有助于诊断。选择性冠状动脉造影和冠脉内超声可确立诊断。

鉴别诊断要考虑与心肌病（特别是扩张型心肌病和克山病）、心肌炎、高血压心脏病、内分泌病性心脏病等相鉴别。

（五）治疗

冠心病是缺血性心肌病最主要的病因。临床应积极防治冠心病的各项危险因素，早期治疗包括无症状心肌缺血在内的多种形式的心肌缺血，防止心功能的进一步恶化，延缓心力衰竭的发生。

1．药物治疗

（1）积极控制冠心病危险因素：如血糖、血压、血脂、肥胖、吸烟等。

（2）改善心肌缺血：对于有心绞痛症状、心电图有缺血表现的患者，给予硝酸酯类、钙离子拮抗药、β 受体阻断药等血管扩张类药物。

（3）纠正心力衰竭：积极治疗呼吸困难、外周水肿、防治原发病，增加运动耐量、提高生活质量，酌情使用利尿药、血管扩张药、洋地黄制剂等药物。同时要重视防治心肌重塑，降低中远期病死率、住院率，血管紧张素转换酶抑制药（ACEI）、血管紧张素Ⅱ受体阻滞药（ARB）、β 受体阻断药等已被大规模随机临床试验证实可防止和延缓心肌重塑、改善心力衰竭患者预后。

另外，证据表明第三代钙离子拮抗药氨氯地平、非洛地平对慢性心力衰竭患者生存率无不良影响，可用于伴有心绞痛或高血压的心力衰竭患者。β 受体激动药如多巴酚丁胺＜10μg/（kg·min）时能改善缺血造成的顿抑心肌、冬眠心肌的收缩功能，且较少影响血压和心率，有助于心功能的改善。

（4）纠正心律失常治疗：缺血性心肌病患者心力衰竭的同时可伴有复杂室性心律失常，严重时可发生猝死。抗心律失常药物能有效抑制心力衰竭患者的室性心律失常，但具有负性肌力、致心律失常作用，应谨慎使用。胺碘酮无心肌负性肌力，可抑制心律失常，改善左室功能，被证明对预后潜在有益，不增加病死率。

证据表明，体内自动电复律器（ICD）可通过抗心动过速起搏、自动除颤起搏来终止室性心动过速、室颤，延长那些有明确持续性室性心动过速、室颤患者的生存期。

2. 介入治疗

ICM 患者冠状动脉以多支病变、高度长狭窄或完全闭塞为主，ICM 药物治疗效果差，PCI 治疗是对 ICM 有效的治疗方法之一，冠状动脉内支架治疗冠心病左心室功能不全，其手术成功率、安全性、长期生存率均有明显提高，且当血运完全重建时，其长期治疗效果和预后明显优于不完全重建患者，但 ICM 患者冠状动脉病变呈弥漫、多支表现，行 PCI 治疗时应注意以下问题。

（1）危险性分析：对每例接受 PCI 治疗的患者应进行危险性分析，以估测 PCI 治疗成功率。高危因素可见：年龄＞65 岁、女性、有肾功能不全、脑血管疾病、CABG 史，不稳定型心绞痛或急性心肌梗死患者，LVEF＜50％，冠状动脉造影常见左主干、多支、B 或 C 型病变。

（2）分期治疗的策略：对于高危的多支血管病变的 PCI 治疗，经常采用分期 PCI 治疗策略，特别在以下情况时考虑：①预定进行一次完成的 PCI 治疗，由于某些血管扩张结果不满意或有急性闭塞的可能，应分期手术；②第一支血管手术时间较长或造影剂用量较大，患者感到不适，余下的病变可择期处理；③严重左心功能不全时，病变血管供血面积较大，应进行分期 PCI 治疗。但有血流动力学措施支持时，则应尽量处理所有病变。

（3）完全和不完全血管重建：完全血运重建指成功处理所有血管的病变，达到 CABG 同样的效果；不完全血运重建指由于某种原因只扩张罪犯病变，而其他病变未处理。PCI 治疗达到完全血运重建的标准，目前倾向于定义为成功处理所有≥70％的病变，部分报道定义为处理≥50％的病变。PCI 治疗时可依据其临床情况和冠状动脉病变情况，选择完全血运重建或不完全血运重建。早期的PTCA 资料倾向于完全血运重建。近年有报道是否对所有的冠状动脉病变均行介入治疗（即完全血运重建），取决于冠状动脉病变解剖、心肌功能及临床情况。如果 2 支或 2 支以上冠状动脉病变比较局限且扩张疗效满意（即残余狭窄极低且无内膜撕裂并发症），则可在同一次手术内对多支冠状动脉病变行 PCI；但如果冠状动脉病变复杂或患者存在心肾功能不全，为了手术的安全性，应做分期介入治疗。此时通常首先对引起症状、供血大块心肌的冠状动脉或狭窄程度最严重的病变做介入治疗，然后根据介入疗效及临床情况决定是否再行介入治疗。

（4）冠状动脉旁路移植术（CABG）：可改善心肌血供，缓解症状，提高生活质量，改善预后。以前认为 ICM 因多伴有左室功能不全，CABG 术后危险性大，病死率高，通常认为这类患者应是心脏移植的适应证。随着对冬眠心肌、心肌存活的认识发展，合并左心功能不全的 ICM 现在已成为强的手术指征。这类患者经血管重建术后，与药物治疗相比较左室功能明显提高，长期预后改善。

（5）心脏移植：对缺血性心肌病晚期、经过正规治疗后心功能仍处于 NYHA4 级的终末期患者，可考虑心脏移植，有望增加运动耐量、生存率，改善预后。但应选择 55 岁以下、无严重其他疾病、2 型糖尿病的患者，以提高手术成功率，使术后存活率有望达 70%～80%。

（6）细胞移植：是一项很有前途但目前又颇具争议的治疗手段。已有实验性研究显示出令人振奋的成果。细胞移植的治疗机制为通过将干细胞等移植到心肌梗死区域来增加功能性心肌细胞数量，增加心肌收缩力，改善心功能。同时，植入的细胞可分泌血管再生因子而诱导血管生成。但也存在伦理、致心律失常、促肿瘤发生等颇具争议的问题。

第六节 冠心病猝死

冠心病猝死定义为由于心脏原因的突然死亡，以急性症状发作、1 小时之内意识突然丧失为特征，患者可能存在已知的心脏病，但死亡的时间和方式是意外的。其中缓慢性心律失常占心脏猝死的小部分，75%～80% 的心脏猝死源于室颤，其他原因尚可见心脏穿孔、心脏破裂。冠状动脉疾病及其并发症是绝大多数心脏性猝死的病因。

（一）发病机制

（1）供给心脏血液的冠状动脉主支突发梗死（通常由血栓造成），致心肌大面积急性缺血和坏死。

（2）急性心肌梗死后心肌缺乏营养，致心脏破裂。

（3）在动脉粥样硬化的基础上，发生冠状动脉痉挛，致心脏电生理紊乱，引起严重心律失常（如心室颤动）。

（二）临床表现

冠心病猝死者半数生前无症状。有些患者平素"健康"，往往死于夜间睡眠之中。对死亡患者发病前短时间内有无先兆症状难以了解，而且多数患者在院外死亡，若死亡时无旁人见证，尚很难确定患者死亡的准确时间，临床主要根据有无冠心病史或证据推断死因。

心搏骤停的临床识别：①心音消失；②脉搏打不到，血压测不出；③意识突然丧失或伴有抽搐（多发生于心脏停搏后 10 秒内），有时伴眼球偏斜；④呼吸断续，呈叹息样，以后即停止。多发生于心脏停搏后 20～30 秒；⑤昏迷，多发生于心脏停搏 30 秒后；⑥瞳孔散大，多在心脏停搏后 30～60 秒出现。

心搏骤停较早，而可靠的临床征象是意识突然丧失伴以大动脉（如颈动脉和股动脉）搏动消失，有这两个征象存在，心搏骤停的诊断即可成立。

（三）危险分层

危险分层指标有助于识别心肌梗死后猝死危险的患者，从而做出预防性治疗具有心律失常或猝死风险的患者。人口统计学分析显示 LVEF 减低是冠心病总病死率和猝死最重要的危险因素，严重者常出现缓慢性心律失常或电机械分离引起的猝死。TRACE 等研究结果显示 EF 绝对值增加 10% 可降低 2 年病死率，能有效预测 2 年内各种病因导致的心律失常、心源性死亡。

快速性心律失常如室早、非持续性室性心动过速的发生和 LVEF 值联合应用，可提供更强的 SCD 风险预测。MADIT、MUSTT 等研究了 AMI 后 EF 降低且经电生理检查诱发室性心动过速的患者，发现联合应用上述因素和其他变量，可有效识别梗死后心律失常死亡危险较高的患者，并能从预防性植入 ICD 获益。

另有关于心肌梗死后信号平均心电图（SAECG）的证据支持晚电位可独立预测心肌梗死后心律失常事件的发生。

（四）预防措施

（1）药物预防：应积极控制危险因素，发生心肌梗死者限制梗死面积，预防新发缺血事件发生，抗心律失常，预防或终止快速性室性心律失常的发生。目前已有证据支持的药物有 ACEI、β 受体阻断药、胺碘酮、调脂药物、硝酸酯类、阿司匹林等。

（2）冠状动脉血运重建治疗：通过经皮冠状动脉介入（PCI）或冠状动脉旁路移植术行血运重建治疗可预防急性心肌缺血、改变室性心律失常的心肌基础。

（3）埋藏式心脏复律除颤器：目前认为，ICD 可用来预防威胁生命的猝死和持续性室性心律失常发作（Ⅱa 适应证），可明显降低高危人群（如左室功能减退、非持续性室性心动过速、电生理检查诱发的持续性室性心动过速患者）的全因病死率。对于有发作心搏骤停或晕厥/低血压性室性心动过速患者的预防性治疗评价方面，AVID 研究证实较胺碘酮相比，ICD 降低病死率高达 31%，但最终的结果仍待进一步评估。

第四章 特殊类型冠心病

第一节 老年冠心病

冠状动脉粥样硬化性心脏病（冠心病）是影响高龄（≥80 岁）人群健康的主要原因之一。其患病率随年龄增长而增加，我国高龄老年冠心病患者亦日益增多。根据《2015 年中国卫生和计划生育统计年鉴》，我国人群 2002—2014 年急性心肌梗死（AMI）病死率上升，并随年龄增长而增加，40 岁开始上升，其递增趋势近似于指数关系，80 岁及以上人群 AMI 病死率增加更为显著。75 岁、80 岁和 85 岁年龄组 AMI 病死率增幅：城市男性分别是 84.68/10 万、207.26/10 万和 685.94/10 万；城市女性分别是 66.36/10 万、215.10/10 万和 616.25/10 万；农村男性分别是 225.92/10 万、347.04/10 万和 801.04/10 万；农村女性分别是 177.62/10 万、348.69/10 万和 804.85/10 万。因此，高龄人群冠心病的防治任务日趋严峻。

（一）老年冠心病危险因素及其特点

对于老年冠心病患者这一特殊群体，与年轻患者比较具有其自身的特点：①随着年龄的增长，冠状动脉多支病变增多，左主干病变也更多见，且病变越来越复杂，B 型、C 型病变、钙化病变、完全闭塞病变以及同一支血管多处狭窄均为常见；②高龄患者并发症多，如慢性阻塞性肺部疾病、糖尿病、高血压、脑血管疾病、肾功能不全、周围血管疾病等；③高龄患者常合并心功能不全；④高龄患者不稳定型心绞痛和严重心绞痛多见。因此，老年患者是一组高危人群，其病情重、病变复杂、并发症多，给治疗带来更大的难度，然而，合理的治疗对于这一人群往往也能获得更大的受益。此外，高龄冠心病患者临床表现常不典型，且体弱、脏器功能减退等影响定期检查，临床漏诊率和误诊率高达 65%。

（二）病理生理

（1）冠状动脉粥样硬化性狭窄加重：90% 以上的冠心病患者均有严重的冠状动脉硬化性狭窄，这是由于斑块的不断进展及逐渐增大之故，至少有一支主要的冠状动脉有一处或多处超过 75% 的管腔狭窄。老年冠状动脉病变程度严重，多支血管病变、复杂病变、弥散病变、钙化病变多。在这些情况下，冠状动脉代偿性扩张能力下降，心肌需求增加，血供便难以保证，出现各种临床表现。严重的斑块可以位于冠状动脉三条主干的任何部位，但以前降支、左旋支起始部的前 2cm 以及右冠状动脉近端 1/3 和远端 1/3 最多见。

（2）斑块易并发出血、破裂及溃疡：有些斑块尽管狭窄不重（只有 50%～70%），但由于斑块偏心、纤维帽薄，含有大量的脂质及坏死组织核心，特别容易发生继发改变，如内膜下出血、斑块破裂或脱落形成溃疡。溃疡基础上还可发生血栓形成。这些患者平时可无症状或症状轻微，一旦发病，后果严重，常可造成不稳定型心绞痛、心肌梗死，甚至猝死等心脏事件。斑块内出血主要发生在斑块基底部的小血管，由于坏死组织的侵蚀以及血管搏动的影响，这些小血管常发生破裂出血。

血液积聚于斑块内，使斑块表面的纤维帽隆起，造成管腔狭窄，斑块内出血还可以导致斑块破裂。

另一些情况下，即使没有斑块内出血，一些其他因素如斑块钙化、高脂血症、血管痉挛、血流动力学因素等也可引起斑块自发裂伤，多在斑块表面薄弱处或偏心性斑块的基部与正常动脉壁交界处发生。斑块裂伤后，易于在损伤处形成血栓，裂伤较大可以发生脱落形成溃疡。溃疡基础上更易形成血栓。

（3）冠状动脉血栓形成：在粗糙的粥样斑块及溃疡基础上，极易形成血栓。血栓可以是附壁的，可以导致不同程度的管腔狭窄，引起不稳定型心绞痛，并进一步导致梗死、猝死。研究表明，不稳定型心绞痛患者胸痛发作时，其血管中的 TXX_2 和其他的血小板成分也相应增加，表明了血小板的活化、分泌和聚集。斑块破裂处 TXX_2 及其他调节因子的增加可以进一步引起血小板的聚集及血管痉挛。此外，血小板可以释放促增生因子，促进斑块的发展。用血管内镜可以直接看到冠状动脉内的血栓，有时还可以见到血栓物质的碎片形成的栓塞，并伴有相应的微小坏死灶。

总而言之，血栓形成可以阻塞管腔，阻碍血流，可以部分或全部脱落造成栓塞，可以诱发进一步的血栓形成及血管痉挛，可以促进斑块的进一步发展。因此，在冠心病的发展演变过程中血栓形成起着重要的作用，从而说明临床上抗栓治疗的重要性。

（4）冠状动脉痉挛：在斑块破裂及血栓形成的基础上，常有短暂的血管痉挛发生。血管痉挛一般发生在无斑块一侧的动脉壁上，常常是由于血管收缩物质过多以及内皮受损后血管舒张因子减少所致。严重的血管痉挛也可造成心肌的明显缺血，甚至心肌梗死。

（三）临床特点

（1）症状不典型：老年冠心病患者心绞痛症状常不典型。典型的压榨性疼痛少见，多位于胸骨后闷痛、紧缩感或仅表现为气急、胸闷、乏力、心悸等症状，这可能与老年人痛觉迟钝有关，也可能因老年人合并疾病症状所掩盖或混淆。老年人对疼痛敏感性降低，无症状性心肌缺血发生率高，即使有症状也不典型，常表现为气短、精神症状、头晕，甚至晕厥。一项平均年龄 82 岁的患者研究显示，临床未诊断出的 AMI 高达 68%，半数患者无症状。

老年心绞痛发作时疼痛部位可不典型：如有些人可表现为上腹不适、上腹痛或食管阻塞感、烧灼感，而被诊断为胃炎、食管炎或胆囊炎；也可能表现为放射部位的疼痛，如左肩左臂痛、发麻、牙痛、下颌痛、颈部紧缩感、头痛等。

症状的不典型与老年人的冠脉特点有关，与年轻患者相比，老年冠心病患者的血管病变特点包括：①病变弥散，长期反复缺血发作和相关危险因素控制不良，造成病变范围广泛，除表现为多支病变外，多数患者还有同一支血管存在多节段狭窄，同时慢性反复缺血促进了侧支循环的建立，因此这一部分患者良好的侧支功能使患者可以长时间无心绞痛症状，甚至可以较长时间耐受一定量的运动或表现为心电图正常，并掩盖了病变的真正严重性，而且冠脉病变弥漫的患者合并糖尿病比例高，糖尿病周围神经病变使老年人对疼痛的敏感性降低；②钙化程度重，多见于合并糖尿病患者，血管皱缩（负性重构），加之严重钙化，造成冠状血管舒张期储备降到最低；③不稳定型心绞痛多，主要由于血管正性重构所致，斑块破裂和内膜下出血常见，血栓多见于有静息心绞痛患者；④闭塞的冠状动脉较常见，30%患者合并有陈旧性心肌梗死。

（2）实验室检查：不敏感老年人 AMI 的心电图典型表现仅占 25%，而且其表现滞后。多项研究显示，老年人心肌细胞总体积减小，心肌磷酸激酶水平偏低，因此心肌酶学检查不能准确地反映梗死面积。

（3）伴随症状多，病情复杂，预后差：老年人常伴有如慢性阻塞性肺部疾病、糖尿病、老年性瓣膜病、高血压、贫血、甲状腺疾病、脑血管及周围血管疾病、肾功能不全等，使病情更为复杂，有时掩盖了冠心病的症状。老年人充血性心力衰竭、肺水肿、心源性休克发生率高。老年女性高血压患者发生 AMI 时心室破裂的危险性较大。老年人对儿茶酚胺反应降低及左室舒张功能不全，均加重预后不良。研究显示，年龄是 AMI 病死率增高的独立危险因素。年龄＜55 岁、55～64 岁、65～74 岁、75～84 岁四组 AMI 病死率分别为 5%、8%、16%、32%。

（4）心绞痛发作的时间节律：长期以来，临床医师观察到早上冠心病心绞痛发作频繁或加重，运动试验阳性，上午较下午更容易出现 ST 段下移；动态心电图监测发作性缺血性 ST 段下移改变，高峰出现在 7:00—8:00，另一较低峰在 18:00。发作最少在夜间，70%～80% 为无痛性，早晨起床后 2 小时内的发作占全天发作的 24%。

（四）诊断

诊断可根据本病各临床分型的不同临床表现和实验室检查，其中最肯定的客观诊断依据是发现心肌有缺血的表现，同时证明患者有冠状动脉粥样硬化性阻塞性病变。

心电图检查是诊断心肌缺血的最常用的无创伤性方法，如在静息状态中未见心肌缺血时，还可进行动态心电图记录和（或）心脏负荷试验，后者常用平板运动试验、踏车运动等动力性负荷试验，或心房调搏、过度换气试验等非动力性负荷试验。对不能进行运动试验的患者还可用药物负荷试验，包括双嘧达莫试验、腺苷试验、多巴酚丁胺试验和异丙肾上腺素静脉滴注。麦角新碱诱发试验用于诊断冠状动脉痉挛。

放射性核素心脏显像主要包括心肌灌注显像、心肌代谢显像、核素心室显像等。目前常用的显像法有单光子发射计算机化断层显像（SPECT）和正电子发射断层显像（PET）。

超声心动图、磁共振显像及冠状动脉造影，也是确诊冠心病的常用手段。

冠状动脉造影仍是冠心病诊断的"金标准"。高龄增加冠状动脉造影风险，然而即使年龄＞75 岁的患者有生命危险的风险仍然＜0.2%，其他严重恶性事件的风险＜0.5%。法国一项队列研究入选了 522 例 80 岁以上诊断为冠心病的患者，其中 97 例为稳定型心绞痛，其余为 ACS，但即使含有病情更复杂的急诊人群，这一队列单纯接受冠状动脉造影的患者未出现局部或全身并发症，表明冠状动脉造影在高龄人群仍较为安全。80 岁以上患者冠状动脉造影适应证的掌握应更为严格。高龄患者肾功能减退，合并用药如二甲双胍等药物的比例高，故在冠状动脉造影围术期的处理应注意。

（五）治疗选择

1. 药物治疗

（1）抗血小板治疗：阿司匹林已被证实可减少各种年龄段 ST 段抬高心肌梗死患者的病死率。然而，实际上伴有更高危险性的老年人却不常用。在老年患者阿司匹林应用减少的部分原因是害怕阿司匹林诱导的胃黏膜病变。一些老年人声称对阿司匹林过敏，实际上是出现消化不良的症状。总之，除非真的存在禁忌证，每一位老年急性冠脉综合征患者都应该应用阿司匹林。

有关老年冠心病患者应用氯吡格雷的临床证据较少。最近的一项群体性研究证实老年患者因阿司匹林出血的住院率为 3%，阿司匹林联合氯吡格雷致出血的住院率为 7%。尽管如此，高危的老年冠心病患者加用氯吡格雷似乎是合理的，尤其是存在阿司匹林禁忌证的患者，但应短期应用，例如 2~3 个月。

（2）抗心肌缺血和改善心肌血液供应：主要有硝酸酯类药物、β 受体阻断药和钙离子拮抗药等药物。

β 受体阻断药：ACC/AHA 指南推荐所有 ST 段抬高心梗及不稳定型心绞痛/非 ST 段抬高心肌梗死患者如没有禁忌证应立即应用 β 受体阻断药。美国一项基于数据库对 20 万名急性心肌梗死后患者进行的观察性分析显示，与未应用 β 受体阻断药的患者相比，所有年龄的亚组患者均受益（可使年龄＞80 岁的患者病死率降低 32%）。老年人应用 β 受体阻断药较少可能是由于患者通常存在慢性阻塞性肺病及外周血管病。一项研究报道伴有轻度慢性阻塞性肺病/哮喘而不需要 β 受体激动药的心肌梗死患者应用 β 受体阻断药与无慢性阻塞性肺病的心肌梗死患者获益相同。

其他抗缺血药物：如症状顽固，推荐应用钙离子拮抗药或用于控制高血压（即使应用了 β 受体阻断药及 ACEI）或真正存在 β 受体阻断药禁忌证的患者。硝酸酯类制剂及钙离子拮抗药似乎与老年人直立性低血压的高发生率有关。二硝酸异山梨酯的迅速吸收与高峰效应导致血管明显扩张，可加剧直立性低血压，此时应选择作用平缓的单硝酸制剂。钙离子拮抗药，尤其是二氢吡啶类，在老年患者更容易导致踝部水肿。短效制剂能产生或加重直立性低血压，应避免使用。维拉帕米会加重便秘，尤其对不活动的老年患者。

（3）ACEI：在伴有高血压、左心室功能不全或临床心力衰竭及糖尿病的高危老年冠心病患者应使用 ACEI。但与其他药物用于老年患者一样，初始剂量应偏小，缓慢递增，并密切监测肾功能。

（4）调脂治疗：大规模随机试验已经一致证实降胆固醇治疗可显著降低所有年龄有明确冠心病患者的病死率。现已意识到他汀类药物独立于调脂作用外的其他特性可使患者早期获益，如果预期寿命＞12 个月，应用他汀类药物就会使患者获益，但高龄是他汀相关肌病的危险因素（超过 80 岁，女性多于男性）。老年肌病性疼痛很难与其他类型的疼痛鉴别，且肌病可能因其伴认知障碍和骨骼肌疾病而难以识别。胆固醇水平与老年患者病死率、肿瘤关系还存在争议。对比年轻患者，服用相同剂量的他汀类药物，老年人比年轻患者血脂水平要多降低 3%~5%。＞75 岁的患者中 47% 同时服用≥5 种药物。老年高危患者使用他汀类药物大剂量强化降脂，更应注意安全性。鉴于老年群体的特殊性，尤其对 80 岁以上的瘦弱老年患者应充分评估药物剂量、药物间的相互作用、调脂治疗的利弊及患者的全身状态与多种疾病的联合用药，然后，积极稳妥地合理选择调脂药物。

（5）抗凝治疗：在老年患者中由于虚弱、并存其他疾病使出血风险增加，因此应谨慎应用抗凝治疗。选择应用低分子量肝素时，应排除严重肾功能不全（理想情况下根据肌酐清除率调整剂量，因为老年人由于肌肉减少血清肌酐可能给出错误的结论）。如果存在严重肾功能不全，应减少低分子量肝素的剂量或避免使用。为避免出血，＞75 岁患者应用低分子量肝素时，应根据体重调整剂量，对于肌酐清除率＜30mL/（1.73m^2/min）的患者剂量应减半。在老年不稳定型心绞痛/非 ST 段抬高心肌梗死患者中，除非存在持续的症状或特别高危的因素，不应常规处方四联抗栓药物（阿司匹林、氯吡格雷、低分子量肝素、血小板Ⅱb/Ⅲa 受体拮抗药）。使用低分子量肝素时间应当较其他患者缩短（一般推荐使用 8 天），防止体内蓄积产生出血。

（6）其他危险因素的控制：老年冠心病危险因素的控制应与年轻人一样重视。戒烟、控制糖尿病，审慎地治疗收缩期、舒张期高血压可使心血管疾病的病死率下降。老年人单纯收缩期高血压很常见，80 岁以上老年人中占 22%，是心脑血管疾病病死率的独立危险因素。治疗单纯收缩期高血压可使老年 AMI 发病率下降 27%，心血管事件发生率降低 33%。

2. 再灌注治疗

（1）溶栓治疗：AMI 溶栓疗法过去多将≥75 岁列为禁忌证。但有研究显示，80 岁以上高龄患者单独分析发现，链激酶联合阿司匹林治疗可使病死率由 37% 降至 20%，认为静脉溶栓疗法不应有年龄限制。

关于溶栓药物的选择，到目前为止，尚没有一种溶栓剂与另一种溶栓剂在老年人群中进行比较。GUSTO（全球闭锁冠状动脉链激酶和组织纤溶酶原激活剂应用）-Ⅰ 研究证实 t-PA 在生存率上优于链激酶。

GUSTO-5 及 ASSENT-3 这两个大规模临床试验探索了联合应用溶栓药、血小板糖蛋白Ⅱb/Ⅲa 受体拮抗药及低分子量肝素是否可进一步提高溶栓治疗带来的益处。结果显示，在老年人血小板糖蛋白Ⅱb/Ⅲa 受体拮抗药及低分子量肝素都没有显示足够的安全性使得它们可以替代标准的瑞替普酶联合普通肝素这一方案。目前在临床上，对老年患者，不推荐Ⅱb/Ⅲa 受体拮抗药与瑞替普酶联合应用。

老年人溶栓治疗的风险评估：在所有溶栓治疗的并发症中，颅内出血的风险最严重。多个随机对照研究及观察性研究报道，年龄与出血并发症强相关。在 GUSTO-1 研究中，年龄是最强的出血性脑卒中的预测因子，随年龄增长出血性脑卒中的风险增加。在年龄<65 岁患者中，出血性脑卒中的风险是 0.8%，在年龄 75~84 岁患者中，这种风险增加至 3.4%。虽然所有溶栓剂都增加颅内出血风险，但资料显示，t-PA 比链激酶更容易增加这种出血风险。GUSTO-3 报道瑞替普酶比 t-PA 更容易增加年龄>75 岁患者颅内出血风险。年龄虽然与出血风险强相关，但它只是众多危险因素之一。年龄≥75 岁、女性、既往脑卒中史、高血压、t-PA、过多的抗凝、低体重均与颅内出血相关。

（2）介入治疗：大量心血管中心的资料显示，经皮冠状动脉内介入治疗（PCI）显著降低老年冠心病患者的病死率和再缺血发生率。但近年来的研究发现，伴随 PCI 技术的提高及器械的改进，≥75 岁的高龄患者与年轻患者相比，PCI 即刻成功率和短期获益的年龄差异在缩小。研究结果显示，与药物治疗比较，75 岁以上稳定型冠心病患者（平均 80 岁）再血管化治疗获益更多。PCI 治疗组早期 PCI 风险轻度升高，但是药物治疗组因为缺血症状加重或顽固不缓解造成的后期再住院和再血管化高达 50%，1 年时的病死率、症状及生活质量类似，4 年时早期 PCI 治疗组获益更多。对于高龄稳定型冠心病患者，在充分药物治疗基础上，如无缺血发作的证据，不建议积极行 PCI 治疗。如仍有反复心绞痛发作，PCI 治疗能够带来生活质量和生存率的获益，在个体化评估的前提下应持积极态度。

老年冠心病患者 PCI 成功率与年轻患者比较，其统计学差异不明显，年龄已不是妨碍 PCI 成功的危险因素。但老年冠心病患者病情相对更重。ACS、3 支病变及合并心功能不全的比例均较多，其术后并发症发生率相对较高，院内及长期病死率也较低龄患者更高。从而认为，老年冠心病患者不应被排除于 PCI 之外，但对于接受 PCI 的老年冠心病患者应进行更细致的评估，尽量选择无休克、无肾功能不全、无糖尿病、左心室收缩功能较好的患者行 PCI，将会获得更好的治疗效果。

随着介入技术的不断发展，针对解剖特点的新的介入技术如冠状动脉粥样斑块旋切术、冠状动脉内支架等可使疗效进一步提高。Hensen 等对冠状动脉病变以偏心型、钙化、冠脉开口部病变为特点的患者实行旋切术，成功率 70 岁以上患者达 94％，80 岁以上患者达 88％。认为冠脉内粥样斑块旋切术结合球囊扩张术适于老年复杂病变，可减少单纯球囊扩张造成内膜撕裂。冠脉内支架的放置降低了术后再狭窄的发生率。AMI 行紧急 PTCA 或冠脉内溶栓对包括溶栓有相对禁忌证的患者，其出血并发症减少，疗效迅速，可改善患者的生存率，同时可确定患者是否需要进行冠状动脉旁路移植术，以免盲目采取可能有害的疗法。

注意事项：①高龄稳定型冠心病患者应充分平衡风险，90 岁以上患者原则上不建议行介入诊断和治疗，以药物治疗为主，除非发生 ACS；②高龄冠心病患者常多支血管病变共存，有条件可采用冠状动脉血流储备分数、血管内超声等腔内影像检查，以解决罪犯血管为原则；③注意围术期的血糖、血压等管理，高龄患者建议常规采用桡动脉入路，同时注意预防对比剂肾病；④高龄患者治疗依从性差，后续接受抗凝治疗（如因心房颤动）、有创操作的概率增加，长期抗血小板治疗会造成出血风险增加，应根据情况个体化治疗，或者选择双联抗血小板治疗时间短的新型药物涂层支架或裸金属支架。

（3）冠状动脉旁路移植术：高龄冠心病患者，如身体条件允许，仍可在必要时考虑 CABG。与PCI 治疗比较，CABG 术不需要长期双联抗血小板治疗，减少出血并发症的发生。随着人均寿命逐渐延长，有症状的高龄冠心病患者越来越多。近年来，80 岁以上行 CABG 手术的患者逐年增加。一般来讲，80 岁以上高龄患者往往合并其他严重疾病，包括颈动脉狭窄、心肌梗死、脑卒中、慢性阻塞性肺疾病及肾功能不全等，增加了围术期的危险因素。

与低龄患者比较，老年的冠心病患者接受 CABG 具有更高的风险、更高的病死率以及更多的术中、术后并发症。但是对于生存下来的患者，其症状明显改善，生活质量得到提高。并且老年患者CABG 术后长期生存率良好。影响死亡的主要因素有冠状动脉左主干病变、左室功能、糖尿病、肾功能、肺脏疾病及脑血管疾病。高龄本身是一独立危险因素，年龄每增加 10 岁，病死率增加 1％。临床预测老年患者 CABG 术后死亡的因素有：年龄、性别、原有 CABG 病史、慢性阻塞性肺疾病、慢性心力衰竭、休克、肾功能不全及透析、LVEF 低、术前心肌梗死。

尽管老年患者 CABG 病死率、术中、术后并发症均高于低龄组，但只要病例选择恰当，仍是相对安全的。对于拟接受 CABG 的老年冠心病患者，应尽量不选存在慢性心力衰竭、LVEF 低、肾功能不全、有过 CABG 病史的患者。对于接受 CABG 并存活的老年冠心病患者，均能获得良好的治疗效果。症状明显缓解，心功能得到改善，明显提高了患者的生活质量，并且能够获得良好的长期生存率。

（4）药物治疗与血运重建治疗（PCI 及 CABG）：与药物治疗相比较，老年冠心病患者接受血运重建治疗，不论 PCI 还是 CABG，均能获得更多的益处，包括症状的改善、减少心血管事件以及降低病死率。当然，这一结果部分源于一般状况较好的患者更倾向于接受血运重建治疗，而合并休克、心功能不全、肾衰竭等疾病的患者更多地进入药物治疗组。我们认为，对于老年冠心病患者，不应武断地判断接受药物治疗还是血运重建收益更大，而是应该对患者进行更全面的评估并给予个性化的治疗方案，以期达到最满意的治疗效果。对于老年冠心病患者，所谓"一站式治疗方案"是不存在的。对于一般状况好，合并疾病少，左心室功能好的高龄患者，接受血运重建治疗风险相对比较小，能够明显改善其症状，提高生活质量，应当作为首选治疗。对于心功能不全、肾衰竭、一般状况差的患者，血运重建治疗需要承担更大的风险，病死率与并发症发生率相对较高，仍可从最佳药物治疗中获益，并具有无创性、风险小的优势。

（5）PCI 与 CABG：目前对于老年冠心病患者，不论 PCI 还是 CABG，均得到了广泛的开展，年龄已不是上述治疗的主要禁忌证。同时，在老年冠心病患者的治疗中。两者均获得了较高的手术成功率、较低的并发症及良好的治疗效果。对不包括高龄患者的研究中，接受 PCI 及 CABG 患者显示出相似的生存率。这一结果对于短期生存率来说是符合的。Hoffman 等对 9 个随机临床试验的荟萃分析显示，随访 4 年，在糖尿病患者中，CABG 较 PCI 有更高的生存率，随访 5～8 年，在非糖尿病患者中，CABG 也显示出更好的生存率。对于非老年多支病变的冠心病患者的研究中，CABG 较 PCI 也显示出更好的生存率。对于老年冠心病患者，PCI 及 CABG 均有其各自的优缺点。PCI 具有创伤小、并发症少、院内病死率低等优点，并且具有良好的短期效果，但其很难达到完全血运重建，需要再次血运重建的比例高。而 CABG 尽管手术并发症、院内病死率均较 PCI 高，但与 PCI 比较，CABG 更能达到完全的血运重建，患者术后心绞痛能够更好缓解，而且其长期生存率明显优于PCI，这一趋势在多支病变、合并糖尿病的患者中尤为明显。其原因可能同更加充分的血运重建有关。因此，在老年冠心病患者血运重建策略选择上，对于单支病变，无糖尿病的患者，接受 PCI 能获得良好的治疗效果及生存率；而对于多支病变、糖尿病患者，如果能够在术后 6 个月存活，接受CABG 能获得更好的长期生存率。

（六）运动和康复

运动和康复可使高龄患者获益。美国一项对 6 万例老年住院的冠心病患者 5 年随访研究结果显示，心脏康复组 5 年病死率较非心脏康复组减少 21%～34%，且不论康复次数多少均可获益。冠心病的康复分为三期，即院内康复期、院外早期康复或门诊康复期及院外长期康复期。

当今医学科学技术发展日新月异，随着更新的抗血小板药物的应用、非体外循环血管重建技术的更广泛使用、药物洗脱支架的不断改进以及血管内放射治疗、放射性球囊、基因治疗等的研究，老年冠心病患者的治疗，必将有一个更加令人鼓舞的前景。

第二节　青年冠心病

通常意义上的冠心病指冠状动脉粥样硬化引起的心肌缺血导致的心脏病，目前已经成为危害全人类健康的常见病及多发病，发病率呈上升趋势，并且发病年龄越来越年轻。大量饮酒、吸烟、缺乏锻炼等不规律的生活习惯，使冠心病的发病趋向年轻化。每年全球因心血管疾病死亡的人数达 1700 多万人。目前针对冠心病的研究主要集中在中老年人群，对年轻的冠心病患者的研究相对较少。

（一）青年冠心病的临床危险因素

冠心病是遗传和环境共同作用的多因素疾病，常见危险因素包括高血压、糖尿病、血脂异常、男性、吸烟、冠心病家族史等。早发冠心病是冠心病的一种特殊形式，发病年龄男性<55岁，女性<65岁。其中青年早发冠心病（年龄≤45岁）的发病率越来越高。研究发现，男性冠心病发病率在55岁前是女性的3～4倍，而女性较男性发病年龄至少晚8～10年。青年急性心肌梗死回顾性病例对照研究显示，男性占青年急性心肌梗死患者的92.5%，而老年患者中男性比例为59.8%。研究显示青年早发冠心病患者中男性的比例明显高于对照组，与上述研究结果一致，其机制可能与女性雌激素对心血管系统的保护作用有关。①通过影响血脂在肝内的多个代谢环节减少血脂在周围组织的积累；②低剂量的雌激素可能降低纤维蛋白原及凝血因子Ⅶ的水平，降低血栓的形成；③动物模型和妇女的研究表明雌激素可促进血管，甚至是粥样硬化的血管扩张。

（1）吸烟史：相关报道表明，年龄在35～44岁的吸烟者冠心病风险为不吸烟人群的3倍。一项大型调查研究表明，年龄<45岁青年急性心肌梗死患者的吸烟率及吸烟量明显高于年龄>45岁的急性心肌梗死患者。研究发现吸烟是青年冠心病患者的独立危险因素，吸烟者患冠心病的危险性是不吸烟者的6.423倍。其机制可能为：①烟雾中的氧化物如尼古丁、醛基自由基、一氧化氮可加速机体的氧化应激，使低密度脂蛋白脂质过氧化物增多；②血液中的一氧化碳含量升高造成前列环素释放减少，血管内皮损伤，使血小板易于黏附于血管壁；③促使纤维蛋白原浓度升高，加速动脉粥样硬化的发展。

（2）遗传因素：冠心病的发生与遗传因素关系密切，一级亲属有冠心病的人群，其患冠心病风险增加2～10倍，并且其风险随着亲属发病年龄的提前而增加。研究表明，美国2010年有20万患者死于早发冠心病，其中60%的患者一级家属中有冠心病患者。有研究发现冠心病家族史与青年早发冠心病相关，是青年早发冠心病独立危险因素。

（3）高血压：它是冠心病的传统危险因素，有研究报道高血压患者的冠心病发病率较非高血压患者高4倍，并且与老年冠心病患者的关系更密切。持续升高的血压损伤血管内皮，促进动脉硬化的发生、发展，有研究表明青年冠心病组的高血压患者比例明显高于非冠心病组，为青年冠心病的危险因素，但Logistic回归分析显示高血压不是青年冠心病的独立危险因素。

（4）尿酸：国外有研究表明尿酸可以作为心血管病疾病死亡的一个独立预测因素。其可能作用机制有：①尿酸形成结晶沉积在血管壁上，损伤血管内皮，减少NO的生成，造成血管内皮功能紊乱；②增高的尿酸使血小板活化，血小板易于聚集、黏附于血管壁，促进血栓形成。研究表明青年组的尿酸含量明显高于对照组，差异有统计学意义。

（5）血脂：血清总胆固醇、三酰甘油、低密度脂蛋白胆固醇是冠心病的传统危险因素，另有研究发现，apoA、apoB与冠心病的关系密切，apoA、apoB可能成为预测冠心病风险、评价调脂疗效的更好的指标。apoA和apoB是动脉粥样硬化非常强的预测因子。

青年冠心病危险因素及发病机制有其特殊性：吸烟史、冠心病家族史、apoA水平下降是青年冠心病患者的独立危险因素，提示青年冠心病的发生可能更多有炎性反应及遗传机制参与。

（二）临床特点

大多数青年冠心病常有明显的诱因，多在大量吸烟、饱餐、过度劳累、精神紧张、大量饮酒等诱因下发病，起病突然，来势凶险，大多无前兆，多以急性心肌梗死起病，有的甚至猝死。常有典型心前区及胸骨后剧烈疼痛，无痛型少见，多无长期的心绞痛病史。此类患者发生急性心肌梗死的机制可能为：在内皮功能受损时，一方面内皮源性舒缓因子的生成和释放减少，使血管壁的收缩-舒张平衡向收缩方向偏移；另一方面内皮的损伤引起局部血小板聚集，后者释放凝血烷 A_2（血栓素 A_2/TXA_2）增加。这样，在局部血管活性物质失活的情况下，就可导致血管痉挛和（或）血栓形成而引起心肌梗死。青年冠心病患者动脉粥样硬化斑块富含脂质泡沫细胞，纤维组织较少，巨噬细胞浸润明显，巨噬细胞分泌基质蛋白酶，降解细胞外基质导致纤维帽进一步变薄，这种核大不稳定软斑块进展迅速、易破裂，是冠状动脉血栓形成的主要原因，所以青年冠心病多无先兆症状，急性起病，多表现为急性冠脉综合征，尤其是心肌梗死。血栓可以发生自发性溶解，此类患者心肌梗死恢复后，绝大多数无明显症状，其预后也优于那些冠状动脉病变的患者。

（三）辅助检查

1．冠状动脉造影及介入治疗

主要表现为单支病变多（80%），血管硬化轻，钙化少，没有充分的侧支循环形成，无多支弥漫性病变，可有部分冠脉造影正常。介入治疗效果较老年患者好。

（1）以单支病变为主，主要累及左前降支，其次为右冠状动脉、回旋支，侧支循环少见。而中老年冠心病患者则以多支病变为主，易有单支或双支的完全闭塞，侧支循环多于青年者，这正好解释了老年冠心病患者有长期心绞痛病史的原因。

（2）侧支循环可限制心内膜下心肌坏死向心外膜扩展，改善梗死组织的愈合，防止室壁瘤的形成。青年冠心病多为首次发病，没有充分的侧支循环形成，且多累及前降支，一旦发生冠脉血管突然闭塞，坏死心肌的面积相对较大，并发室壁瘤的出现相对较多，故室壁瘤的发生率较老年多。

（3）部分患者冠脉造影正常是青年冠心病的一大特点，其可能机制：①血栓溶解：青年冠心病的动脉粥样硬化斑块富含脂质泡沫细胞，纤维组织较少，较多巨噬细胞浸润明显，这种不稳定软斑块进展迅速，破裂后诱发冠脉内血栓形成，导致急性心肌梗死，堵塞部位的血栓自发性溶解或经静脉溶栓治疗血栓溶解血管再通而出现了"正常"冠脉；②冠脉痉挛：在各种诱因作用下，血液中儿茶酚胺升高，刺激血管壁 α 肾上腺素受体，冠脉内皮受损，内源性血管舒张因子减少，同时局部血小板释放血栓素 A_2，共同导致冠状动脉痉挛和血栓形成，经溶栓及扩冠、抗凝治疗后，血栓溶解，血管痉挛消失而出现"正常"冠脉；③冠状动脉造影的错误解释：特别是当血管阻塞部分呈裂隙状时，如仅从一个投影方向常被误认为正常。

（4）青年冠心病行 PTCA 及冠脉支架术具有很好的近期和远期疗效，安全性高，并发症少，手术后再狭窄率较低，而青年冠心病药物或外科治疗远期疗效较差，移植血管再梗死或再手术概率高。

2．平板运动试验

目前冠状动脉造影成为冠状动脉病变诊断的主要方法，但因其较高的检查费用及有创伤性，在临床应用中受到一定限制。平板运动试验作为无创性辅助诊断冠心病的检查方法之一，并以较高的敏感性及预测准确性已广泛应用于临床冠心病的诊断，其操作简单、方便安全、患者无痛苦、无创伤。平板运动试验诊断是通过增加运动负荷，加大身体运动器官的血液供应，人为增加心肌的耗氧量，间接加大心脏负荷，使有冠状动脉病变者心肌供血相应减少，通过诱发冠状动脉供血相对或绝对不足（心电图表现为 ST 段水平型或下斜型压低）而诊断冠心病的一种方法。其生理学基础为运动增加组织代谢及氧消耗，提高心脏排血量。正常心脏在运动时，心排血量比休息时可提高 5～6 倍，加快心率和加大每搏输出量所起到的作用各占约 1/2（虽然周围血管扩张，但随着心排血量提高收缩压明显提高），心肌氧消耗量与心率和收缩压的乘积成正比，用此乘积测得的心肌氧消耗量重复性良好，并与心肌负荷做功和心脏耐受运动程度成正比。文献报道，平板运动试验诊断冠状动脉缺血的敏感度为 79%～83%，特异性为 72%～96%。但大量资料证明，运动负荷试验对男性患者的诊断符合率高于女性。研究显示，平板运动试验对青年男性冠心病的诊断符合率高于女性，可能原因为部分女性患者表现阳性系自主神经功能紊乱所致。因此对平板运动试验阳性的女性患者诊断冠心病要慎重。但对于有明显症状的年轻男性则应高度重视并及时行相应检查，以便早发现，早治疗，避免发生心肌梗死。

第三节　女性冠心病

女性首次发生心肌梗死的平均年龄是 70.4 岁，往往比男性晚 5～10 年。绝经后的女性患冠心病的概率是绝经前女性的 2～3 倍。和同年龄组的男性相比，绝经前女性患病率较低，但绝经后则高于男性。女性患者在首次心肌梗死发生前易有心绞痛发作。典型的女性心肌梗死患者发病年龄较大，常常合并高血压、糖尿病、高脂血症以及心绞痛史。

（一）女性冠心病危险因素分析

近年来，男性冠心病患者的病死率已呈下降趋势，而女性冠心病的病死率却仍在上升，因此针对女性冠心病的危险因素对其进行预防和控制十分紧迫。女性冠心病不可逆的危险因素包括：年龄、家族史、身高、出生体重；可逆的危险因素包括：高血压、糖尿病、吸烟、血脂异常、肥胖和体力活动减少、雌激素减少与激素替代治疗、铁过多、生育孩子的数目等。高敏 C 反应蛋白等可能是女性冠心病的风险标志物。

（二）女性冠心病的临床表现特点

总体来说，女性冠心病有以下主要临床特征：①女性冠心病发病率在 60 岁前低于男性，60～70 岁与男性接近，70 岁以后则高于男性，美国 60 岁以上妇女的首位死因是冠心病；②女性患冠心病的危险因素除与男性相同的高血压、糖尿病、吸烟、高脂血症等外，其他尚有避孕药的应用、肥胖、纤维蛋白原增高等；③女性心绞痛症状多不典型，但心绞痛常是女性冠心病的首发症状，而以心肌梗死和猝死为首发症状者较少；④60 岁以下女性冠脉造影显示单支病变较多，病变多较轻；⑤心电图运动试验对女性冠心病的诊断价值有限，假阳性率较高，静息心电图出现下壁缺血者较男性多；⑥女性患心肌梗死者急性期病死率高于男性，而以 65 岁以上者明显，且预后较差；⑦女性冠心病心功能不全发生率明显高于男性；⑧女性右冠脉优势型较多，因窦房结和房室结动脉多受累及，故缓慢型心律失常（如窦房、房室传导阻滞）的发生率高于男性。

（三）女性冠心病患者非侵入性检查手段

（1）静息心电图：对于女性冠心病患者，静息心电图是最简单、最普遍的检查方法，但常常不能作为权威性的确诊手段。它最首要的功能是确定下一步的检查项目。如对于有胸痛症状，静息心电图正常而运动能力尚可的女性患者可推荐进行心电图的运动试验。对于静息心电图异常但呈非特异改变者，可以进一步进行负荷影像学的检查等。

静息心电图的另一重要作用是对急性心肌缺血或可疑心肌梗死的患者进行筛查。指南规定对于可疑心肌梗死的患者，必须在到达医院后 10 分钟内进行心电图的检查。最多有 20％的患者心电图可有不典型改变，但是心电图变化结合血清学指标可以较好地诊断急性心肌梗死。如果结合其基础的心电图，则诊断的精确性可明显增加。

但是对心电图参数异常的规定大多来自于男性患者，按常规心电图参数的异常来对女性患者进行诊断和预测预后，则可靠性较差。静息心电图 ST 段的异常，在男性患者是预测心脏性死亡的独立指标，而在女性患者则不是，故使用静息心电图，按以往的常规参数来对女性冠心病患者进行诊断和判断预后时，有较差的精确性，因此常常需要结合负荷心电图或负荷超声检查来进一步做出判断。

（2）负荷心电图：包括运动和药物负荷两种，但最常用的是运动心电图试验。负荷心电图试验是评价冠心病患者的诊断和预后的一种重要方法。目前国内以平板运动试验最常用。

对尚未诊断为冠心病者，普遍采用 Bruce 方案，常以达到按年龄预计可达到的最大心率或亚极量心率（85％～90％的最大心率）为负荷目标。而对已经确诊为冠心病的患者，则多采用 ACIP 方案。

对于有症状的女性患者，运动心电图因其阴性诊断对冠心病有较高的排除价值，而成为第一线的非侵入性检查手段。一般认为女性运动平板试验的假阳性率较高，在 38％～67％，而男性在 7％～44％。运动试验阳性的女性患者，应该进一步推荐进行负荷影像学检查，而不是直接进行冠脉造影。

和男性相比，负荷心电图在女性冠心病的诊断和预后预测方面有其独特性：负荷心电图试验中，女性运动试验的假阳性高于男性，而假阴性率较低，故运动试验阴性对女性患者有较高的排除诊断价值。

运动负荷试验中的运动耐量（MET 值）和远期的全因死亡（包括心脏和血管）有关，而且女性比男性关系更大。

ST 段压低不是预测女性患者病死率的良好指标，而运动试验以后，心率的恢复能力是预测女性全因死亡的独立指标。

（3）负荷超声心动图：有研究表明，运动超声心动图在女性冠心病的诊断方面有较高的敏感性和特异性。但在运动超声心动图检查中，女性患者出现假阳性概率要高于男性。这或许和女性患者运动中易出现过度的血压增高有关。

对于有胸痛症状而怀疑有冠心病的女性患者，和负荷心电图相比，药物负荷（腺苷、双嘧达莫、多巴酚酊胺）结合超声心动图表现了相似的敏感性和较高的特异性。另外对于女性患者还具有较好的预后价值。对于有胸痛症状的女性患者，药物负荷超声表现心肌缺血是三年心脏事件发生的独立危险因子，药物负荷超声试验阴性的女性患者，三年心脏事件发生率<1%。

对于女性患者，负荷超声心动图：①常用于冠心病的诊断和疾病预后的判断；②在女性冠心病的诊断中，负荷超声比运动心电图有较高的敏感性和特异性；③和男性相比，女性负荷超声心动图更容易表现假阳性；④在女性患者，对于冠心病的诊断，负荷超声比放射性核素更敏感和特异。

（4）其他非侵入检查方法：单电子发射计算机体层摄影（SPECT）是一项运用核素进行的计算机心肌显像。和负荷超声相比，负荷 SPECT 和静息 SPECT 结合，对于男性冠心病的诊断，也有较高的准确性和预后价值。但有研究也发现 SPECT 诊断女性冠心病患者的特异性低于负荷心脏超声。

女性铊扫描准确性的降低多数是受女性乳房的影响，使用放射性核素进行心肌显像，利用锝和铊未发现显著差异。

近年来，多层螺旋 CT（multislice spiral computed tomography，MSCT）冠状动脉成像作为一种安全、可靠和无创性的影像学方法用于冠状动脉狭窄的定量评价和介入治疗的筛选受到广泛关注。国内外的研究显示，对于直径≥1.5mm 的冠状动脉病变，MSCT 显示冠状动脉狭窄（>50%）的敏感性为 83%～87%，特异性为 95%～97%。阳性预测值为 71%～82%，阴性预测值为 95%～98%。由此可见，MSCT 显示有临床意义的冠状动脉狭窄的准确性较高，尤其是对冠状动脉狭窄的阴性预测价值很高，因此可作为排除诊断。但是 MSCT 对于不同性别患者的诊断差异，目前还缺乏较多资料。

（四）女性急性冠脉综合征

急性冠脉综合征（acute coronary syndromes，ACS）是一组由急性心肌缺血引起的临床综合征，包括急性心肌梗死（acute myocardial infarction，AMI）及不稳定型心绞痛（unstable angina，UA）。其中 AMI 又分为 ST 段抬高心肌梗死（ST-elevation myocardial infarction，STEMI）和非 ST 段抬高心肌梗死（non ST-elevation myocardial infarction，NSTEMI）。ACS 囊括了一大类具有不同病史、呈现不同病理生理改变和临床表现以及不同临床后果的冠心病患者。一些大规模临床试验已经证明，ACS 存在性别差异，女性 ACS 主要以 UA 和 NSTEMI 为多发，而男性 ACS 则主要以 STEMI 最为多见。本文主要介绍 NSTEMI 和 UA 引起的 ACS，也称为非 ST 段抬高 ACS。

1. 临床表现及生化标志物的检测

女性非 ST 段抬高 ACS 的临床表现以及生化标志物的检测：UA 和 NSTEMI 的临床表现比较相似，NSTEMI 的症状常常重于 UA，但依靠症状有时使两者难于鉴别，尤其对于女性患者。

心脏的生化标志物在此疾病的诊断、危险分层和治疗策略的选择中起重要作用。心肌损伤标志物肌钙蛋白 I（cardiac-specific troponin I，cTnI）、肌钙蛋白 T（cardiac specific troponin T，cTnT）以及心肌酶同工酶 CK-MB 不仅是反映心肌坏死的敏感指标，而且对于危险分层和选择治疗策略和预测预后均有重要作用，但最近发现在女性非 ST 段抬高 ACS 的患者，肌钙蛋白敏感性较差。脑钠肽（brain natriuretic peptide，BNP）是反应心功能不良的敏感指标，但对于 ACS 的患者，也是预测近期和远期预后的指标。高敏 C 反应蛋白（high-sensitivity C-reactive protein，hs-CRP）不但是一项炎症指标，而且也是心血管事件发生的强烈预测指标。

但在非 ST 段抬高 ACS 中，以上生化标志物的敏感性却存在性别差异。有研究结果发现，和男性相比，女性较少有 CK-MB 和 cTnI 及 cTnT 升高，而较多有 BNP 和 hsCRP 升高。在排除了年龄、体重、高血压、高血脂、吸烟、既往有陈旧性心肌梗死以及冠脉介入和搭桥治疗等因素以后，女性 cTnI 及 cTnT 升高的可能仍低于男性，而 BNP 和 hsCRP 升高的可能性仍高于男性。

可以根据病史、症状、ECG 以及心肌损伤标志物对非 ST 段抬高 ACS 进行危险分层。但由于女性患者病史和症状常常不典型，非侵入检查的准确性较差，ECG 的 ST 段压低和 T 波倒置的假阳性率较高，而且 ECG 还常常表现为非特异性改变，常规的心肌损伤指标 cTnI、cTnT 及 CK-MB 敏感性较低，因此有必要多种生化指标联合使用，对于发现和诊断更多患者，尤其是女性患者更为重要。

有试验结果发现，以上生化标志物还有助于治疗方法的选择和预后的判断。试验中发现肌钙蛋白阳性的 UA/NSTMI 患者早期介入治疗明显优于保守治疗，但肌钙蛋白阴性者并未从早期介入治疗中发现益处。而且以上生化标志物均阴性的女性患者，介入治疗后 6 个月内发生死亡、心肌梗死以及因 ACS 再住院的比例增加。

因此，对于非 ST 段抬高 ACS 生化标志物检测，女性有以下特点：①UA 和 NSTEMI 的临床表现较相似，有时需依靠心肌损伤标志物使两者得到鉴别；②女性患者常常表现为非典型症状；③非 ST 段抬高 ACS 的男性较易表现 CK-MB 和 cTnI 及 cTnT 的增高，而女性多易表现 hs-CRP 和 BNP 的增高；④CK-MB、cTnI、cTnT、hs-CRP 和 BNP 均不增高的女性 UA/NSTMI 患者，介入治疗并未发现有益作用。

2. 治疗原则

（1）对于所有证实或怀疑为非 ST 抬高 ACS 的患者，若无禁忌，应常规给予肠溶阿司匹林、β 受体阻断药、硝酸酯类以及肝素治疗，而且低分子肝素以其实用方便，作用可靠优于普通肝素。但实际上女性接受肠溶阿司匹林和肝素治疗的频率却低于男性。

（2）对于不进行紧急冠脉搭桥的患者，急性期可使用氯吡格雷以增强抗血小板的活性。

（3）对于不能耐受硝酸酯类和 β 受体阻断药，而且表现顽固性心肌缺血的患者，可加用非二氢吡啶类钙拮抗药。

但研究表明，和男性相比，女性较少能接受全程的规范药物治疗（女性 24% 而男性 31%，$P=0.02$）。

（4）对于行冠脉介入治疗的患者，血小板糖蛋白 IIb/IIIa 受体拮抗药可以减少死亡和再次心肌梗死的发生，尤其对于肌钙蛋白升高的高危患者更是如此。但对于低危患者，则可能带来不利作用。

目前已经发现血小板糖蛋白 IIb/IIIa 受体拮抗药的治疗作用可能存在性别差异，对女性患者是否能带来益处，目前还不清楚。

（5）对于非 ST 抬高 ACS 患者，早期介入手术和药物保守治疗带来的益处存在争议，尤其对于女性患者更为明显。

（五）急性 ST 段抬高心肌梗死的女性特点

急性 ST 段抬高心肌梗死（ST elevation myocardial infarction，STEMI），为在冠状动脉病变基础上，发生冠状动脉的完全堵塞或闭塞，从而使冠脉血供急剧地减少或中断，而导致相应的心肌严重而持久地急性缺血和坏死，ECG 可表现为相邻导联的 ST 段抬高。和男性相比，女性 STEMI 患者有以下特点。①和男性相比，女性 STEMI 患者发病年龄偏大。②女性 STEMI 患者易有较多的合并症和并发症。③老年的女性 STEMI 患者，和男性患者一样，其病理生理机制常常以斑块的破裂为基础。④年轻的女性患者，其病理生理机制常常以斑块的糜烂和蚀损而不是破裂为起始。⑤吸烟是年轻女性 AMI 患者最重要的危险因子。⑥女性 STEMI 患者较少能形成侧支循环。

1. 女性 STEMI 患者的临床表现

在 STEMI 发生前数天，50％～81.2％的患者经历前驱症状，但女性患者的前驱症状常常与男性有所不同，女性的前驱症状往往不典型。STEMI 发生前，男性患者主要表现为胸部不适或心绞痛发作频繁或（和）加重。而女性患者则经常描述为较多的症状，如疲劳、烦躁、气急、呼吸困难及肩膀、下颌和后背部疼痛等。另外尚有部分患者表现为睡眠障碍、消化不良、焦虑等。

胸痛是 STEMI 患者最先出现且最典型症状，多发生于清晨，诱因常不明显。男性患者多表现为剧烈胸痛，而女性患者则常表现为不典型症状，如气短、极度疲乏、恶心、呕吐、心悸、腹胀以及压迫感及紧缩感等。因此女性不能只靠剧烈胸痛症状来预示 STE-MI 的发生。

无症状心肌梗死是指心肌梗死发生时不伴随胸部的不适和其他症状，是 AMI 中的一种特殊类型。在 Framingham 研究中发现，在常规心电图检查时有 25％以上的人有过心肌梗死病史而本人并不知晓。其中半数以上是因完全没有症状，但另一部分是因症状不典型而被忽略，其中女性患者所占比例明显多于男性（35％和 28％），但大多是因症状不典型所致。

2. 女性 STEMI 的治疗

其治疗的关键是尽早给予冠脉血运重建，使闭塞的冠脉再通，恢复冠脉血流和心肌的再灌注。在起病 3～6 小时，最多在 12 小时内，使闭塞的冠脉再通，心肌得到再灌注，濒临坏死的心肌可能得以存活或使坏死范围缩小，对梗死后心肌重塑有利，预后改善，是积极的治疗措施。冠脉血运重建治疗包括：溶栓或急诊经皮冠脉介入治疗（percutaneous coronary intervention，PCI）。而女性患者在这些治疗中也存在不同于男性的独特特点。

（1）女性 STEMI 患者的溶栓治疗：对于无条件进行介入治疗，或转送患者到可施行介入治疗的单位将会错过再灌注时机的 STEMI 患者，如无禁忌证应立即（接诊患者后 30 分钟内）行溶栓治疗。在 NRMI-2 试验（$n=67597$，36％为女性）中，和非再灌注的女性组相比，接受溶栓治疗的女性 STEMI 患者有较低的住院病死率和非致死性卒中的发生率（溶栓组：13.3％，非再灌注组：20.9％，$P<0.001$）。本研究中女性溶栓患者的绝对事件率也是男性的 2 倍（女性 13.3％，男性 5.8％），但 65 岁以下的女性患者可以从溶栓治疗中获得较大益处。因此目前 ACC/AHA 指南已明确指出，溶栓治疗对于女性 STEMI 患者是适宜的，即使在月经期也是安全的。

女性和男性 STEMI 患者，没有禁忌证时，均应给与溶栓治疗，但溶栓治疗的女性绝对事件发生率要高于男性。老年女性，也能从成功溶栓中获益，但和其他年龄组相比，死亡的可能性呈增高趋势。而且，溶栓过程中女性患者出血并发症要高于男性。

故女性 STEMI 患者溶栓治疗有如下特点：①女性和男性 STEMI 患者，没有禁忌证时，均应给与溶栓治疗；②女性溶栓治疗的绝对事件发生率要高于男性；③老年女性，也能从成功溶栓中获益，但和其他年龄组相比，死亡的可能性呈增高趋势；④溶栓过程中女性患者出血并发症要高于男性。

（2）女性 STEMI 患者的 PCI 治疗：直接 PCI 治疗是 STEMI 患者早期冠脉再通，保持心肌灌注的重要手段，一般在症状出现 12 小时内实施有较好效果，而且实施越早，获益越多。

有证据表明，在 STEMI 的治疗中，机械性再灌注，如 PCI 比溶栓治疗更能显示出优势，前者保证 90％以上患者的冠脉血流得到稳定改善，85％以上恢复到 TIMI3 级，梗死相关血管再闭塞以及复发缺血、再梗死、死亡、颅内出血等重大临床事件均显著减少。

目前，美国每年有 120 万的患者经历 PCI 治疗，PCI 治疗明显降低了 AMI 患者致死和非致死性并发症的发生。但女性患者中经历 PCI 治疗的仅占有适应证女性患者的 33％。而且和男性相比，女性心肌梗死患者往往经历延迟冠脉造影和延迟的直接 PCI 治疗。

但是女性患者也可从直接 PCI 中得到绝对益处。行 PCI 的男性和女性 STEMI 患者，相对危险减低程度相似，因女性 STEMI 患者往往有较多危险因素，因此能比男性患者得到相对较多的临床益处。

和溶栓相比，直接 PCI 可使 AMI 患者获益更大，尤其是女性患者。有试验表明，女性 PCI 组病死率比相应溶栓组下降 5.6％，而男性组下降 4％。而且女性患者出血性并发症发生的可能明显降低。但最近日本横滨大学医学院 Kosuge 等研究发现，女性 AMI 患者急诊冠脉支架植入术后早期病死率仍比男性高。但多因素回归分析表明女性性别不是院内病死率增加的独立危险因素。

但是尽管如此，女性 STEMI 患者紧急实施 PCI 或溶栓治疗，使闭塞冠脉再通，心肌得到再灌注。是改善近期和远期预后的重要方法。

因此，女性 STEMI 患者的 PCI 治疗特点：①和男性相比，女性心肌梗死患者往往经历延迟冠脉造影和延迟的直接 PCI 治疗；②和溶栓相比，直接 PCI 可使 AMI 患者获益更大，尤其是女性患者。

（六）女性稳定型心绞痛

稳定型心绞痛（stable angina pectoris，SAP）是指心绞痛反复发作在 2 个月以上，而且性质基本稳定。美国心脏病学会和心脏协会（ACC/AHA）制订了 SAP 的诊治指南，指南把 SAP 定义为一种包括前胸、后背、颊部、胳膊等部位不适的一种综合征。它因冠脉造影异常而不同于 X 综合征。也与不稳定型心绞痛有所区别，但是 SAP 有时可以进展为不稳定型心绞痛，此时发作会更加频繁，疼痛程度可更加剧烈，甚至静息时也可发作。

本症患者男性多于女性，多数患者发作年龄在 40 岁以上。但是近年来，随着女性冠心病发病人数的增加，女性患 SAP 的人数也在逐渐增多，而且还表现出一些不同于男性的特点。

（1）女性 SAP 的临床表现：女性 SAP 患者常常描述心绞痛发作为"热辣辣的疼"或"隐隐的疼"，对疼痛程度的分级比男性强烈，而且对症状的描述常常包括较多的感情色彩，因此症状描述得往往多种多样，且经常为"不典型症状"。另外，女性 SAP 患者经常有较宽的症状谱，此较宽的症状谱有时会影响内科医生对疾病的正确判断。

（2）女性 SAP 的诊断和治疗：SAP 患者的体格检查通常正常，依靠体格检查往往不能确诊，因此 SAP 的诊断较多依靠临床症状，但女性 SAP 患者的症状谱较广，且临床表现得不典型常给女性患者诊断带来一定困难。对于所有提示 SAP 的患者，一般均应记录 12 导联静息心电图，然而，有一半以上慢性 SAP 患者的静息心电图是正常的，对诊断 SAP 缺乏特异性，尤其女性患者，静息心电图的特异性更差。对于疑为 SAP 的患者，在进行临床判断和静息心电图后的检查应该是运动心电图，运动心电图诊断 SAP 的敏感性为 70%，特异性约为 90%。

另外，负荷超声和核素都是可用的非侵入性检查。但女性患者中，负荷试验的假阳性率要高于男性。其可能的原因为：首先许多女性不能够运动到最大无氧状态；女性发生 X 综合征的比率高；微血管方面和男性相比存在差异；激素方面也存在明显不同。但负荷试验的阴性结果对女性 SAP 的排除价值较大。负荷试验阳性者应建议进行冠脉造影检查。但和男性相比，女性 SAP 患者较少接受非侵入性诊断检查。也较少接受冠脉造影检查。

SAP 的治疗包括两方面：预防心肌梗死和猝死，改善预后；减轻症状，提高生活质量。

首先，β 受体阻断药可减轻症状及改善预后，应作为 SAP 患者的首选治疗。但女性患者中却存在 β 受体阻断药使用剂量严重不足的问题。长效或缓释的二氢吡啶制剂或非二氢吡啶类钙离子拮抗药，可以缓解 SAP 患者的症状，而不会增加心脏不良事件发生的危险。其次，阿司匹林和调脂药物不仅能减轻症状，也能改善 SAP 患者预后，减少病死率和非致死性心肌梗死的危险。

在 SAP 的治疗中，还应包括危险因素的控制，如戒烟、控制体重、有效控制血压、降低胆固醇和低密度脂蛋白。另外，每周运动 3～4 次，每次 30 分钟，也是被提倡的方法之一。但是和男性相比，女性患者较少采用被提倡的预防和治疗方法，这也是女性患者预后较差的原因之一。

对于通过正规药物治疗，不能使症状明显减轻的患者，应被建议行冠脉介入或搭桥手术治疗。有结果显示，男性比女性更容易接受冠脉搭桥手术，即使对基线因素进行校正后，男性接受侵入性治疗的可能仍是女性患者的两倍，而女性比男性更易接受药物治疗。

一般认为，冠心病患者在接受常规冠脉内干预术后，女性患者预后不良的危险高于男性患者。

有研究结果认为，女性心绞痛患者接受冠脉内支架术后一个月负荷事件发生率高于男性，而 1 年的预后结果则无明显不同。

（七）女性冠心病患者冠脉造影特点以及造影正常心绞痛处理策略

多年以来，人们对于胸痛症状不典型，尤其是心电图改变也不典型的女性患者缺乏足够重视，这些女性患者常常被认为是"心脏神经症"或"自主神经功能紊乱"而延误进一步的检查和治疗。即使有明显的胸痛症状或心电图的变化，但如果冠脉造影表现"正常"或接近正常，则多被认为没有器质性心脏病，不需要药物治疗。最近一些研究认为这种观点和策略并不合适。冠状动脉造影正常的胸痛女性，如果应用血管内超声检查来评价，其冠状动脉硬化程度可能非常严重；与男性相比，随访期间女性患者可能更易进展为急性冠脉综合征。因此医生特别有必要了解女性冠心病患者冠脉造影的特点以及冠脉造影正常的心绞痛女性的正确处理策略。

1. 女性冠心病患者冠脉造影特点

①女性急性冠脉综合征的患者中，冠脉造影 10%～25% 表现为非阻塞性病变，50% 患者表现为单支病变；②稳定型心绞痛的女性患者，30% 冠脉造影正常或接近正常；③造影正常的女性，29% 存在灌注的异常；④和男性患者相比，女性血管较小；⑤女性冠心病患者多表现为微血管的病变，而且病变处多较弥漫；⑥女性冠心病部分病理基础可为小斑块的蚀损和糜烂，而且可为多部位分支血管；⑦造影正常的心绞痛女性患者，预后并非良性。

2．造影正常的女性心绞痛患者的药物治疗原则

对于冠脉造影正常但有心绞痛的女性患者，尚没有大规模临床对比试验来比较各种药物的疗效。但目前研究认为，以下治疗可能有益。

（1）β受体阻断药：其对减少这些患者的胸痛发作可能有效。其机制为：抵消交感神经张力、降低心肌氧耗以及内皮依赖性的血管扩张作用。

（2）硝酸酯类药物：硝酸酯类药物可能对部分患者有益，但缺乏硝酸酯类的临床对照研究。

（3）丙咪嗪：可能通过内脏的镇痛作用来缓解有胸痛但造影正常的女性患者的症状，丙咪嗪还有对冠脉和外周循环有效的抗胆碱能和α受体阻滞作用，这可能与对冠脉微循环的调节有关。

（4）改善内皮功能：近年来认为，氧化应激是造影正常但内皮功能不全的女性患者的潜在机制，因此一些改善内皮功能的药物有可能对此类患者产生益处。如一氧化氮前体 L-精氨酸可以改善非阻塞性冠脉病变患者的内皮功能和症状；另外他汀和血管紧张素转换酶抑制药（ACEI）可以减轻氧化应激，改善内皮功能，并且认为它们对冠脉微循环也有好处，而且两药合用可使此作用叠加。

（5）激素治疗：绝经期激素治疗可以改善心绞痛症状，及造影正常或接近正常的女性患者的精神状态，但对胸痛发作和运动时的胸痛阈值无显著性治疗作用。

（6）钙离子拮抗药：钙离子拮抗药对于确定为冠脉痉挛引起的心绞痛有益，但不能改善冠脉储备和内皮功能。

（7）运动：运动可能会对这些患者带来益处。

3．冠脉造影正常的女性患者的诊治策略

对于有胸痛症状但伴有"正常"或非阻塞性冠脉造影结果的人群中，筛选出有发生心源性事件危险的患者。第一步可以做门控 SPECT 的心肌灌注试验，然后检测内皮功能和冠脉储备功能。对于没有心性病因证据的胸痛患者，应正确评估非心性原因；对于心性胸痛但无心肌缺血和（或）血管功能不全证据的患者，丙咪嗪可以改善症状；对灌注试验有心肌缺血证据的心性胸痛患者，β受体阻断药可以减少心肌耗氧和改善症状。他汀和 ACEI 可以治疗有心性危险因素或内皮功能不全证据的患者。内皮功能不全的女性患者经药物治疗后症状持续或恶化提示冠脉病变可能有进展，应再次行冠脉造影检查。

总之，冠心病的发生发展、临床表现、诊断治疗及预后等均存在明显的性别差异。因以往的"标准和原则"的提出大多基于男性患者，而常常忽略了女性的特点，因此，较好了解女性的独特特点有助于更好对女性冠心病患者进行诊治。

第四节　冠心病与糖尿病

冠心病（coronary heart disease，CHD）与糖尿病（diabetes mellitus，DM）均为现代社会中发病率不断增高的疾病，两者之间的联系日益引发心血管及内分泌医师的广泛关注。糖尿病是冠心病的等危症已经成为共识，冠心病患者普遍存在糖代谢异常；而糖尿病患者发生心血管疾病的概率也明显升高，为普通人群的 2～4 倍。糖尿病与冠心病存在胰岛素抵抗、炎症反应等一系列共同发病机制，并且具有病变多呈弥漫性等临床特点。在治疗方面，不同的降糖药物对心血管系统的影响不一，且合并糖尿病的冠心病患者其冠脉病变也有其各自的特点，因此血运重建治疗上会采取不同的措施。

糖尿病是一种全身性代谢紊乱性疾病，已成为全球对人类健康危害最大的慢性病之一，糖尿病不仅影响糖类代谢，导致高血糖，还会影响蛋白质和脂质代谢，使脂质代谢紊乱并进展为高脂血症，诱发冠状动脉粥样硬化而发生冠心病。1999 年 AHA 提出"糖尿病是一种心血管疾病"，2001年美国国家胆固醇教育计划（NCEP）成人治疗组第三次报告（ATPⅢ）明确指出无冠心病的糖尿病是冠心病的等危症。研究表明，糖尿病患者发生冠心病的概率是非糖尿病者的 2～4 倍，发生AMI 时的病死率较非糖尿病者高 2～3 倍。冠心病合并糖尿病患者的全因死亡风险明显高于不伴糖尿病的冠心病患者，以冠心病就诊者合并糖尿病或高血糖状态的比例惊人。研究显示，糖尿病和冠心病具有共同的遗传背景，70%的 2 型糖尿病患者最终死于心脑血管疾病，其中 50%死于冠心病，因此，糖尿病被称为"沉默的杀手"。2 型糖尿病的防治策略也由简单降糖治疗转变为全面防治心血管疾病危险因素。据 WHO 统计，2008 年世界范围内已有糖尿病患者超过 1.8 亿，至 2030 年这一数字将达到 3.66 亿；2007 年美国糖尿病的患病人数达 1790 万，约占美国人口的 7.8%，其中 28.4 万例患者死亡，死因中 2/3 为冠心病。研究显示，我国成人糖尿病患病率呈逐年递增趋势，1980 年为0.67%，1994 年为 2.5%，1996 年为 3.21%，2007 年为 9.7%，至 2010 年已增至 11.6%，我国糖尿病患病率正迅速增长，这一事实毋庸置疑。糖尿病患者发生冠心病的可能性随糖尿病病程的延长而增加，糖尿病病程<5 年者冠心病发生率为 5.73%，5～10 年者为 10.69%，>10 年者为 12.12%。单纯糖尿病患者与单纯冠心病患者发生心肌梗死的风险相同。研究显示，糖尿病患者中 7 年内首次发生心肌梗死或死亡的比例为 20%，既往有心肌梗死病史者复发心肌梗死或死亡的比例在非糖尿病组为 18.8%。若合并糖尿病可使 ACS 早期和晚期预后恶化：在 ACS 患者中，糖尿病组与对照组相比，其心肌梗死住院率、并发症发生率和死亡风险均增加。另一个需要注意的问题是，糖尿病改变了冠心病的发病特点。一般人群中冠心病好发于 40 岁以上的中老年人，男性多于女性，两者之比约为 2:1；但糖尿病患者冠心病发病率在男性与女性之间相等，这可能与糖尿病的存在消除了内源性雌激素对绝经前女性心血管系统的保护作用有关。

（一）冠心病与糖尿病的关系

（1）糖尿病是冠心病的等危症：糖尿病是心血管疾病的独立危险因素。欧洲心脏调查（EHS）与中国心脏调查（CHS）均表明，冠心病患者普遍合并糖代谢异常。欧洲心脏调查显示，超过 2/3的冠心病患者合并糖代谢异常；而中国的情况较西方更为严重，这一数据甚至能达到 4/5。EAST-WEST 研究通过长达 18 年的随访证实，冠心病合并糖尿病的病死率将明显增高。无心肌梗死史的糖尿病患者未来 8～10 年发生心肌梗死的危险高达 20%，约等同于已患心肌梗死患者再发心肌梗死的危险。而具有心肌梗死病史的糖尿病患者未来再发心肌梗死的危险超过 40%。国内学者通过对当今中国糖尿病及其对心血管健康影响的流行病学研究发现，在我国约有 3.3%的心血管疾病可以归因于 2 型糖尿病，糖耐量减低（IGT）在心血管疾病的形成原因中占据 2.1%。约 4%的冠心病和5.2%的缺血性发作由糖尿病引起，而 IGT 对应的比例分别为 3%和 2.8%。2001 年，《美国国家胆固醇教育计划成人治疗指南Ⅲ（NCEP-ATPⅢ）》指出，"糖尿病是冠心病的等危症"。

（2）糖尿病患者中冠心病发病率明显增高：糖尿病患者比非糖尿病人群具有更高的冠心病发病率，预后较差，在糖尿病患者中冠心病的患病率可高达55%，冠心病已经成为糖尿病患者的一个重要死亡原因。糖尿病是冠心病发病的高危因素。流行病学研究显示，糖尿病患者易发冠心病。Framingham研究显示男性糖尿病患者冠心病发病率较非糖尿病患者高2倍，女性糖尿病患者冠心病发生风险则增加4倍。在糖尿病患者中，血糖水平的高低也与冠心病发生风险密切相关。1997年芝加哥开展的大规模临床调查显示，糖负荷1小时后的血糖水平和冠心病、脑卒中及全因死亡呈显著正相关。"减轻糖尿病危害的重点是控制心血管并发症风险，全面控制糖尿病患者的心血管危险因素，加强多级预防，改善心血管疾病的预后"已经成为共识。

（3）冠心病与糖尿病互为高危人群：冠心病与糖尿病两者互为危险因素。DCCT/EDIC研究已经证实，高血糖是心血管疾病的独立危险因素。在冠心病患者及其高危人群中，糖代谢异常的流行趋势非常严重，但多数患者未得到明确诊断。与欧美国家人群比较，中国冠心病患者中高血糖（特别是负荷后高血糖）的发生率更高、而诊断率更低。近期多项国内外研究发现，与空腹血糖相比，餐后高血糖与心血管疾病的关系更为密切，IGT即为独立的心血管高危因素。餐后高血糖是最早反映血糖紊乱的敏感指标，也是反映血糖控制情况的重要指标，存在IGT的人群是2型糖尿病和心脑血管病的重要危险人群。《中国2型糖尿病防治指南》推荐对糖尿病的高危人群应做口服葡萄糖耐量试验（OGTT）进行筛查。而对于年龄超过55岁有或无症状的糖尿病患者、合并外周血管或颈动脉疾病，或有以下2种或多种危险因子：高脂血症、高血压、吸烟、早发冠心病家族史、微量白蛋白尿、进展性视网膜病变亦应进行冠心病的筛查。筛查内容包括运动负荷试验、心肌灌注显像和超声心动图负荷试验等。

（二）冠心病合并糖尿病的临床特点

（1）年龄：冠心病可发生在糖尿病之前，也可与糖尿病同时诊断或发生在糖尿病之后。随糖尿病病程的延长，冠心病的发生率增加、病情加重、发展增快、病死率增高。尽管冠心病的发病年龄有越来越低龄化的发展趋势，但心血管疾病的发生比例仍以中老年患者为主。其常常合并有心、肝、肾等多脏器功能受损，高血压、高血脂等相关疾病发生率高，且机体抵抗力下降，对低血糖耐受差。

（2）性别：非糖尿病患者中绝经前女性的冠心病发病率明显低于同年龄段的男性，而在糖尿病患者中，这种性别差异消失，女性糖尿病的心血管病变发生率较非糖尿病者约升高4倍。国内有研究表明，冠心病组男性发病比例明显高于女性，糖尿病组性别差异无统计学意义，而在冠心病合并糖尿病组，女性的发病率则明显增高。特别是年龄>60岁的高龄女性占多数。

（3）临床表现：冠心病合并糖尿病患者具有其特有的临床表现，主要包括以下几个方面。

以餐后血糖升高为主：欧洲心脏调查与中国心脏调查均显示，冠心病合并糖代谢异常时以餐后高血糖为主，其比例在中国冠心病患者中可达60%。DECODA研究证实，与空腹血糖相比，餐后高血糖与心血管死亡的关系更加密切，其对于心血管事件、心血管死亡和总死亡危险方面具有更好的预测价值。IGT即为独立的心血管高危因素。在临床诊断糖尿病诊断之前的早期糖代谢异常时，通常就已存在冠脉血流储备降低，糖尿病大血管病变在糖尿病发病或诊断前已然存在，越来越多的证据证实餐后高血糖是独立的心血管危险因素。因此，对于有糖代谢异常高危风险的冠心病，特别是急性冠脉综合征患者，仅查空腹血糖显然是不够的，对上述人群应常规进行 OGTT 筛查，以便及时发现糖代谢异常，降低不良事件的发生率。

无症状性心肌缺血发生率高：由于糖尿病患者存在自主神经病变，心肌缺血时可能丧失疼痛感觉，因此无症状性心肌缺血的发生率高达 50％～65％，临床上常被忽视，易发生心肌梗死甚至猝死。此外，老年患者中，多尿、多饮、多食、消瘦等糖尿病症状可表现得不典型，仅有头晕、乏力等非特异性表现，故对出现上述症状的高龄患者，更应该引起警惕，以减少急性心脑血管事件的发生。

冠心病合并糖尿病患者的临床症状不典型：病理显示冠心病合并糖尿病患者不仅有冠状动脉粥样斑块引起的狭窄与缺血坏死，还可存在神经纤维减少、神经纤维局部梭形和球形增厚。因此冠心病合并糖尿病的临床症状不典型，且由于糖尿病自主神经病变，使心肌缺血的发病率高达 50％～60％，临床上易被忽视而发生猝死。冠心病合并糖尿病患者临床上多同时合并高血压、血脂异常、凝血功能异常等，均使 ACS 发生率更高、年龄更提前。

（4）合并症：无论冠心病还是糖尿病患者多合并有高血压、高血脂等疾病，具有多重危险因素。MRFIT 研究显示：冠心病患者多重危险因素并存并且具协同作用。积极的降糖、降压、降脂治疗等对多重危险因素进行干预，均能够使卒中、心肌梗死等心血管事件发生率下降。

（5）冠状动脉病变特点：冠心病的主要病变在心外膜与心肌较丰富的冠状动脉，而糖尿病的主要病变在心肌和微血管，通常存在弥漫性心脏微血管病变与心肌病变。当冠心病与糖尿病两者并存时上述病变更加广泛与严重。糖尿病对血管的损害是广泛而连续的，冠状动脉双支病变、三支病变及左主干病变等高危险型病变的发生率明显高于非糖尿病患者。冠心病、糖尿病两病并存时血管狭窄程度往往较重，同一血管常多处不同程度受累。冠心病的主要病变在心外膜下较大的冠状动脉，而糖尿病的主要病变在微血管，两者并存时将使病变更加广泛和严重。冠心病合并糖尿病患者的冠状动脉病变较未合并糖尿病者更为严重，虽然两者的病理演变相似，包括脂质条纹病变、纤维脂肪斑块及复合病变等，但两者并存时也有其自身特点：①左主干病变，双支、三支病变及分叉病变发生率高；②出血、溃疡和钙化的程度重；③全程弥散性病变、闭塞性病变及侧支循环形成多见；④支架再狭窄率高。

（三）冠心病合并糖尿病的诊断

现行糖尿病诊断标准如下：①空腹血糖（FPG）≥7.0mmol/L（126mg/dL），其中空腹是指至少 8 小时没有能量摄入；②OGTT 2 小时血糖≥11.1mmol/L（200mg/dL）。试验应按照世界卫生组织（WHO）的标准进行，用 75g 无水葡萄糖溶于水中作为糖负荷；③患者存在口干、多尿、多饮、多食等高血糖的典型症状或者高血糖危象，以及随机血糖＞11.1mmol/L（200mg/dL）；④糖化血红蛋白（HbA1c）≥6.5％。

（四）冠心病合并糖尿病的治疗

对于冠心病合并糖尿病的治疗，2013 年《糖尿病、糖尿病前期及心血管病诊疗指南》做出了一些推荐。

（1）对于糖尿病患者合并稳定型及不稳定型冠状动脉疾病，指南具体推荐意见如下：心血管疾病患者需进行糖代谢异常筛查，可考虑应用 β 受体阻断药降低糖尿病合并 ACS 患者的患病率和病死率；应用 ACEI 或 ARB 降低糖尿病合并心血管疾病患者的心血管事件发生风险；应用他汀类药物降低糖尿病合并心血管疾病患者的心血管事件发生风险；应用阿司匹林降低糖尿病合并心血管疾病患者的心血管事件发生风险；对于糖尿病合并心血管疾病患者，除阿司匹林外，推荐使用 P_2Y_{12} 受体抑制药；ACS 患者合并显著高血糖（＞10mmol/L）推荐胰岛素为主的降糖方案，根据可能的并发症达到相应目标值；糖尿病合并 ACS 患者推荐采用不同的降糖药物控制血糖。

（2）糖尿病合并冠心病患者的血运重建总体原则：对于冠状动脉病变不复杂的稳定型冠心病患者，优先推荐药物治疗；对于存在多支或复杂冠状动脉狭窄的患者，推荐行 CABG，而非 PCI；若行 PCI，建议使用 DES。具体推荐意见如下：对于糖尿病合并稳定型冠心病患者，优先推荐优化药物治疗，除非合并大面积心肌缺血或左主干、前降支近段病变；对于存在多支或复杂冠状动脉病变（SYNTAX 评分＞22 分）的患者，推荐进行 CABG 以改善无心血管事件发生的生存率；对于合并不太复杂的多支血管病变（SYNTAX 评分≤22 分）的糖尿病患者，需血运重建，可考虑 PCI 替代 CABG 控制症状；对于 STEMI 患者，在规定的时间内行直接 PCI 优于溶栓治疗；糖尿病患者行 PCI，推荐使用 DES。冠心病合并糖尿病防控重点应在于以下 3 个级别的预防：①一级预防：纠正不良生活习惯、减重、戒烟限酒、低盐低脂饮食等；②二级预防：纠正代谢紊乱，对心血管多重危险因素进行干预及监测，延缓慢性并发症的发生及进展；③三级预防：进行并发症的监测及预防，改善冠心病合并糖尿病患者的整体治疗现状。

冠心病合并糖尿病人群在实际工作中占据着相当大的比例。两者互为高危因素，糖尿病或糖尿病前期在冠心病患者中广泛存在，并可显著影响其预后；而冠心病作为糖尿病的主要大血管病变并发症，亦严重影响了糖尿病患者的病情转归。此类人群临床症状可不明显或不典型，往往合并高血压、高脂血症等病变，病情常常较重，冠脉病变多呈弥漫性进展。基于上述原因，冠心病合并糖尿病患者的治疗显得尤为重要。除了适当运动、饮食控制等生活方式的积极干预外，针对不同患者的临床特点选择合适的降糖药合理降糖，平稳控制血压、血脂，并给予抗凝、抗血小板聚集、血管再通化等综合治疗，才能最大限度地延缓甚至逆转患者病情进展，减少不良事件的发生。

第五节　高血压与冠心病

大量研究表明，高血压是冠心病的主要危险因素。无论收缩压还是舒张压的升高均会增加冠心病的发生风险。无论单因素分析还是多因素分析均显示，收缩压和舒张压均与冠心病发病率显著相关，而且随着血压升高，冠心病的发病率和病死率均呈上升趋势。即使血压处于正常高值（120～139/80～89mmHg），其危险性也高于完全正常的人群（＜80mmHg）。胡大一教授主持的一项中国人群的研究证实，在＞60 岁人群中，收缩压与不良心血管事件及心血管病死率具有更加密切的联系。流行病学研究已经证实，血压水平与冠心病风险在病因学上有密切关系。在一项前瞻性观察研究中，共纳入全球 41 个人群约 100 万成人，平均随访 12 年，结果表明诊室血压水平与冠心病事件的相对风险呈连续、独立、对数线性的正相关。血压范围从 115/75mmHg（1mmHg＝0.133kPa）到

185/115mmHg，收缩压每升高 20mmHg 或舒张压每升高 10mmHg，冠心病的风险翻倍。包括中国 13 个人群的亚太队列研究（APCSC）也证实诊室血压水平与冠心病事件密切相关，并且比西方人群的关系更强，亚洲人群收缩压每升高 10mmHg 发生致死性心肌梗死的风险增加 31%，而西方人群只增加 21%。

（一）高血压促进动脉硬化的机制

（1）血流动力学因素：动脉硬化不仅与血压的高低有关，而且与血流的速度、动脉壁的应切力、湍流等血流动力学因素相关。血管壁的应切力取决于血流速度、血液黏度及动脉壁的顺应性，高血压往往造成血管壁的应切力增加，并引起肥厚，但详细机制尚不十分清楚，并且存在一定的争议。

（2）内膜通透性增加，内皮细胞损害：内膜通透性增加作为动脉粥样硬化形成的早期病理基础，在动脉硬化形成过程中起重要作用。病理学研究发现，高血压患者血管内皮细胞间存在分离间隙，血脂中脂质或其他成分可以通过分离的细胞间隙向内皮下浸润并沉积，高血压患者体内的神经体液因素异常，如血管紧张素 II、去甲肾上腺素、5-羟色胺、组胺、缓激肽等均可以促进内膜的通透性增加。

（3）血管壁代谢及其功能异常高血压时，由于血管壁的机械刺激以及局部体液因子如血管紧张素 II、内皮素、血小板生长因子、转化生长因子-β、5-羟色胺等分泌增加，可以促进这些成分增生并引起细胞膜离子转运功能异常。

（二）血压控制的目标策略

冠心病合并高血压患者中，降压治疗的目的是最大限度地降低长期心血管发病和死亡的总体风险。流行病学研究证实，血压水平与冠心病风险在病因学方面关系密切，两者的相关呈连续性。研究证实，对于 50 岁以下人群，舒张压是缺血性心脏病的主要危险因素，而对于 60 岁以上人群，收缩压更为重要；值得注意的是，在 60 岁以上人群中，舒张压与冠心病发生风险成负相关，而脉压成为冠心病最主要的预测因素。一项涵盖 61 项研究、近 100 万成年人的荟萃分析结果显示，在所有年龄阶段中，115～185/75～115mmHg 的血压水平与致死性冠心病的发生存在相关性；整体而言，收缩压每升高 20mmHg（或舒张压每升高 10mmHg）均会使致死性冠状动脉事件的发生风险加倍。众多 RCT 与回顾性研究均已证实，高血压患者的降压治疗可以迅速降低心血管风险，如收缩压下降 10mmHg（或舒张压下降 5mmHg）与中年人群心源性死亡发生风险降低 50%～60% 相关，老年人群中也同样存在此类获益。然而我国冠心病合并高血压患者的血压控制率不高，2009 年我国门诊冠心病合并高血压患者的血压控制率仅为 31.3%。

《中国高血压防治指南 2010》推荐，高血压合并冠心病患者目标血压<130/80mmHg。在 JNC7 中，分别为无并发症的高血压患者（目标血压<140/90mmHg）与糖尿病和 CKD 等心血管高危人群（目标血压<130/80mmHg）推荐了不同的目标值。但 JNC8 认为，旧版指南中的上述建议缺乏充分依据，为心血管风险水平增高的高血压患者进行更为严格的血压控制可能不会使患者有更多获益。JNC7 建议将老年高血压患者的血压控制在<140/90mmHg 同样存在该问题。因此，JNC8 仅根据年龄对降压目标值进行了区分：≥60 岁患者血压目标值为<150/90mmHg，<60 岁患者（≥18 岁）的血压目标值为<140/90mmHg。糖尿病和 CKD 患者的降压目标值同样为<140/90mmHg。2015 年 3

月 31 日 AHA/ACC/美国高血压学会（ASH）联合发布《冠心病患者高血压治疗联合声明》，推荐：年龄＞80 岁，血压＜150/90mmHg（Ⅱa/B），其他年龄冠心病合并高血压人群血压＜140/90mmHg（Ⅰ/A），包括 ACS（Ⅱa/B）、心力衰竭（Ⅱb/C）、心肌梗死后、卒中（包括 TIA）、动脉粥样硬化以及 PAD 血压＜130/80mmHg（Ⅱa/C）。

高血压合并冠心病的患者分为 5 个阶段，合并冠心病危险因素、合并稳定型心绞痛（SA）、合并不稳定型心绞痛（UA）或非 ST 段抬高心肌梗死（NSTEMI）、合并 ST 段抬高心肌梗死（STEMI）、合并缺血性心脏病心力衰竭；降压治疗有 3 个核心原则：降压治疗目标血压 130/80mmHg，降压速度应缓慢，舒张压不应降得太低（不低于 60mmHg）；降压药物选择，β 受体阻断药虽然不用于一级预防，但对已有冠心病的患者，与 ACEI 一样具有不可替代的作用，是主要用药之一，卡维地洛、美托洛尔，比索洛尔能降压、缓解心绞痛症状、改善心肌梗死和心力衰竭的预后。因患者治疗的目标血压要求高，多数患者需要联合使用 CCB，才能有效控制血压，缓解心绞痛的发生，部分 CCB 还可预防心肌梗死发生，改善预后。不同 CCB 可能存在有明显的异质性，因此应合理选择有明确循证医学证据的长效 CCB。

降压的目的是最大限度降低心血管病死亡和病残的总危险。达标应首推联合用药。已有很多循证医学证据支持联合用药治疗（ALLHHT、HOT、VALUE 及 ASCOT 等）。如血压超过目标值 20/10mmHg 以上，应考虑选用 2 种或 2 种以上抗高血压药物联用。已有对照干预试验证明，ARB ＋利尿药，ARB＋CCB，ACEI＋CCB 属于有益的组合。

荟萃分析表明，年龄在 40～70 岁，在血压高于 115/75mmHg 的个体，收缩压每升高 20mmHg，或舒张压每升高 10mmHg，其心血管疾病的危险增加 1 倍。患者越年轻，这一危险升高越明显，老年人由于脑卒中和冠心病死亡的绝对数大，所以降压治疗的绝对获益较大。在血压高于 115/75mmHg 时，血压越低，心血管病死率越低，而血压低于 115/75mmHg 时，心血管事件发生情况目前尚无确切结论。因此每个高血压患者，尤其是合并冠心病的高血压患者，其"目标血压"并非完全相同，应因人而异。

降压治疗的主要目的是最大限度地降低心血管恶性事件以及死亡的发生率，因此对于不同疾病应有不同的降压目标，尤其对于冠心病患者，血压控制目标应为 130/80mmHg 以下，且在一定范围内，血压控制越低，获益越大。但对于冠心病患者，也应注意血压过低有可能带来的危害，如 HOT 研究及 INVEST 研究均指出血压降低和心血管事件之间存在的"J"形曲线，虽然目前对"J"形曲线尚有争议，但多种资料表明：舒张压低于 60mmHg 时，冠状动脉血液供应量明显降低，尤其对于老年冠心病患者应引起注意。在 Denardo 等人的研究中，对 INVEST 试验进行了二次分析，该试验选取了 22576 名高血压合并稳定型冠心病患者，年龄均＞50 岁，随机应用维拉帕米或阿替洛尔，研究表明对于老年人 140/70mmHg 的血压，是风险比的转折点。

（三）冠心病患者降压药物选择策略

治疗冠心病合并高血压的用药原则为：在生活方式干预的基础上，既要控制血压以减少心脏负担，又要扩张冠状动脉以改善心肌血液供应，即"降压又护心"。

1. JNC8

对于冠心病合并高血压的降压治疗推荐 β 受体阻断药（ⅠA）和 ACEI（ⅠA）/ARB（ⅠB）

作为首选，降压同时可降低心肌耗氧量，改善心肌重构，鉴于 CCB 具有抗心绞痛及抗动脉粥样硬化作用，推荐心绞痛患者 β 受体阻断药和 CCB 联用（ⅠA）。不推荐 ACEI 和 ARB 联用（Ⅲ）。

（1）β 受体阻断药：主要通过抑制过度激活的交感神经活性、抑制心肌收缩力、减慢心率而发挥降压作用，减少心肌耗氧量。其改善冠心病预后的大型 RCT 证据包括 MAPHY、MERIT-HF 等研究。Olsson 等对 5 项大型双盲随机研究的荟萃分析发现，心肌梗死患者每天接受美托洛尔 200mg，死亡风险降低 42％。Freemantle 等对 82 项 RCT（其中 31 项为长期随访）荟萃分析也发现，长期应用 β 受体阻断药，心肌梗死后的再梗死率和病死率均显著降低：每年每百例患者可减少 1.2 例死亡，减少再梗死 0.9 次。《美国稳定型心绞痛临床指南 2012 年版》推荐使用 β 受体阻断药作为初始治疗以缓解患者症状，β 受体阻断药降低死亡风险的益处独立于其他药物之外。TNT 研究已经初步确立心率为 52.4 次/min 最佳。

（2）ACEI：EUROPA/HOPE/PEACE 研究综合分析显示，ACEI 显著降低动脉粥样硬化患者死亡及心血管事件风险。一项包括 EUORPA、ADVANCE、PROGRESS 三项研究、纳入 29463 例患者的荟萃分析显示，以培哚普利为基础的治疗方案显著降低全因死亡 11％，降低心血管死亡和心肌梗死 18％，降低心血管死亡和心肌梗死和卒中 18％，降低非致死性心肌梗死 20％，降低心力衰竭住院率 16％。《血管紧张素转换酶抑制药在心血管病中应用中国专家共识》指出，对于 ACS 中 STEMI、NSTEMI 及 UA 应用 ACEI 临床效果良好，临床上治疗这几类疾病推荐首选 ACEI；对于冠心病二级预防及心血管疾病高危患者也推荐使用 ACEI。其中，喹那普利、卡托普利、依那普利及雷米普利、贝那普利及福辛普利等（European Journal of Pharmacology，2007；《微循环学杂志》，2009）具有保护内皮功能的作用。培哚普利 8mg 使内皮祖细胞（endothelial progenitor cells，EPCs）数量显著增加，证明了 ACEI 具有促进 EPCs 生成和内皮细胞再生作用；而在同一项研究中，ARB 的治疗未使 EPCs 增多。

（3）ARB：VALIANT（缬沙坦）与 PROTECTION（替米沙坦）等研究以证明 ARB 可改善冠心病患者预后，已被《中国高血压防治指南 2010》列入高血压合并冠心病治疗的适应证，且推荐用于不能耐受 ACEI 的患者；④CCB：ELSA 研究（拉西地平）与 INSIGHT（硝苯地平控释片）研究证明：二氢吡啶类 CCB 有较好的抗动脉粥样硬化作用，我国《二氢吡啶类钙拮抗药在慢性稳定性冠心病中应用中国专家共识》提示：二氢吡啶类和非二氢吡啶类 CCB 均可用于治疗冠心病。二氢吡啶类 CCB 防治冠心病得到 RCT 支持的药物包括硝苯地平控释片（ACTION、ENCOREII、JMICB）、氨氯地平（PREVENT、CAMELOT）、非洛地平及拉西地平，其抗动脉硬化作用明确，长期使用安全性较好。JNC8 和《中国高血压防治指南 2010》均推荐使用具有明确临床研究证据的长效二氢吡啶类 CCB，避免使用短效 CCB。

2. 冠心病患者高血压治疗联合声明

（1）稳定型心绞痛和冠心病患者的血压管理推荐：①CSA 患者的高血压治疗方案应包括：既往心肌梗死患者应使用 β 受体阻断药；既往心肌梗死病史、存在左心室功能障碍、糖尿病或 CKD 患者应使用 ACEI 或 ARB；噻嗪类利尿药（Ⅰ/A）；②既往无心肌梗死病史、不存在左心室功能障碍、糖尿病或含蛋白尿的 CKD 患者，也应考虑联合使用 β 受体阻断药、ACEI 或 ARB 和噻嗪类利尿药（Ⅱa/B）；③如 β 受体阻断药存在禁忌证或产生不耐受的不良反应，无左心室功能障碍时可以考虑使用非二氢吡啶类 CCB（地尔硫䓬或维拉帕米）（Ⅱa/B）；④如心绞痛或高血压难以控制，在 ACEI、β 受体阻断药和噻嗪类利尿药基础上可加用长效 CCB；对有症状的冠心病合并高血压患者，联合应用 β 受体阻断药和非二氢吡啶类 CCB（地尔硫䓬或维拉帕米）时，需注意其可能增加心动过缓和心力衰竭的发生风险（Ⅱa/B）；⑤稳定型心绞痛患者，血压目标值为＜140/90mmHg（Ⅰ/A）；既往有卒中或 TIA 或存在冠心病等危险因素（颈动脉疾病、PAD、腹主动脉瘤）时，可以选定更低的血压目标值（＜130/80mmHg）（Ⅱb/B）；⑥除非存在不受控制的严重高血压且正在接受抗凝或抗血小板治疗的患者，稳定型心绞痛和冠心病合并高血压患者使用抗血小板药物或抗凝药物无特殊禁忌证，否则需要立即降压以降低出血性脑卒中的发生风险（Ⅱa/C）。

（2）ACS 患者的血压管理推荐：①如不存在 β 受体阻断药禁忌证，ACS 患者的降压起始治疗应选用短效、无内在拟交感活性的选择性 β₁ 受体阻滞药（酒石酸美托洛尔或比索洛尔）；应在症状出现的 24 小时内即开始口服 β 受体阻断药（Ⅰ/A）；若存在持续性缺血发作或严重高血压，可以考虑静脉滴注艾司洛尔（Ⅱa/B）；若血流动力学不稳定或存在失代偿心力衰竭，应于病情稳定后再使用 β 受体阻断药（Ⅰ/A）；②ACS 合并高血压患者应考虑使用硝酸酯类药物降压，以缓解缺血或肺淤血症状（Ⅰ/C）；怀疑右室心肌梗死及血流动力学不稳定的患者应避免使用硝酸酯类药物；硝酸酯类药物初始治疗时，优先选择舌下含服或静脉滴注，之后如有指征可替换为长效药物；③如 β 受体阻断药存在禁忌证或产生不耐受的不良反应，在无左心室功能障碍或心力衰竭时，若患者存在持续性缺血症状，可以考虑使用非二氢吡啶类 CCB（地尔硫䓬或维拉帕米）；如单用 β 受体阻断药未能控制心绞痛或高血压且已应用 ACEI 时，可以加用长效 CCB（Ⅱa/B）；④如患者存在心肌梗死病史、持续性高血压、左心室功能障碍或心力衰竭的证据或糖尿病时，应考虑加用 ACEI（Ⅰ/A）或 ARB（Ⅰ/B）；为了进一步降低 LVEF 保留的和无糖尿病 ACS 患者的风险，可考虑使用 ACEI 作为一线用药（Ⅱa/A）；⑤如患者存在心肌梗死病史、左心室功能障碍，合并心力衰竭或糖尿病，应在 β 受体阻断药和 ACEI 的基础上加用醛固酮受体拮抗药，使用时必须监测血钾；如患者血清肌酐水平升高（男性≥221μmol/L，女性≥176.8μmol/L）或血钾水平升高（≥5.0mmol/L），应避免使用该类药物（Ⅰ/A）；⑥ACS 合并心力衰竭［纽约心脏病学会（NYHA）心功能分级Ⅲ3 或Ⅳ4 级］或 CKD 患者 GFR＜30mL/min 时，相比噻嗪类利尿药，可优先使用襻利尿药；若患者使用了 β 受体阻断药、ACEI 和醛固酮受体拮抗药，血压仍持续升高，可加用噻嗪类利尿药（Ⅰ/B）；⑦血流动力学稳定的 ACS 患者，推荐的血压目标值为＜140/90mmHg（Ⅱa/C）；出院时血压目标值＜130/80mmHg 较合理（Ⅱb/C）；降压速度宜缓慢，注意舒张压不应＜60mmHg，以避免减少冠状动脉灌注，加重心肌缺血。

我国 4 项临床试验的综合分析表明，收缩压每降低 9mmHg 或（和）舒张压每降低 4mmHg，冠心病减少 3％。因此，降低高血压患者的血压，使其达到目标水平，可降低冠心病的危险。对于抗高血压治疗，使血压平稳达标是关键。国际降压协作组（BPLTT）汇总分析了几乎全部大型随机降压试验的结果，总体上认为常用的 5 大类降压药如钙通道阻滞药、血管紧张素转换酶抑制药（ACEI）、血管紧张素Ⅱ受体阻断药（ARB）、噻嗪类利尿药和 β 受体阻断药治疗高血压患者与安慰剂比较，均可降低脑卒中及冠心病事件，但不同降压药物对心脑血管事件的影响可能有差异。减少冠心病事件用 ACEI 可能有优势；预防卒中和治疗收缩期高血压用二氢吡啶类钙通道阻滞药较好；

治疗心力衰竭、降低尿蛋白、改善肾脏病预后 ACEI/ARB 较好；改善心功能则利尿药较好；缓解心绞痛、心肌梗死后二级预防和控制心率 β 受体阻断药较好。在降压药物选择的策略上，由于联合用药的原则遵循选择有协同互补作用的不同类药物，每一种药物的剂量减少，药物不良反应也随之减少，使降压效果和顺从性较单药治疗明显提高，因此，目前临床更注重优化联合治疗。研究发现，高血压单药治疗最多只能获得 50％左右的有效率，而 2 种或 2 种以上联合使用，则能够获得至少 70％的有效率。

正确实施降压达标需要纠正一些不恰当的认识。首先，血压并非降得越低越好。针对老年糖尿病或冠心病患者的降压治疗研究表明，舒张压低于 60mmHg 心血管事件会增加。因此，目标血压应以患者能够耐受，不出现靶器官灌注不足为原则。其次，血压也并非降得越快越好。由于个体已习惯长期高血压，如快速降压，可能导致明显乏力、靶器官灌注不足甚至心血管意外。建议年轻、病程较短的高血压患者，争取 2 周内降压达标；老年、慢性高血压患者应平稳和缓降压，1 个月左右降压达标；而对治疗药物耐受性差或伴心脑血管严重病变或高龄患者，应小剂量开始缓慢降压，达标时间适当延长或适当放宽目标血压。

目前已知冠心病事件是多种心血管危险因素共同作用的结果。高血压及其血压水平是影响冠心病事件发生和预后的独立危险因素，但不是唯一的决定因素。80％～90％高血压患者有血压升高以外的心血管危险因素。因此，必须在心血管风险理论指导下对个体进行风险分层，确定启动降压治疗的时机，采用优化的降压治疗方案，确立合适的血压控制目标，实施危险因素的综合管理。对高血压伴冠心病患者，降压治疗有其特殊性。高血压致左心室射血时的阻力增加，导致左心室肥厚，心肌氧耗增加，伴冠心病时冠脉血供减少，故更易发生心肌缺血、梗死，且在急性心肌梗死后死亡危险也更高。但冠脉血供的 2/3 来自舒张期，如果血压过低，尤其是舒张压过低，容易触发冠心病事件。综合现有的大量研究结果，建议有稳定性冠心病、不稳定型心绞痛、非 ST 段抬高和 ST 段抬高心肌梗死的高血压患者目标血压水平为＜130/80mmHg，但血压应维持在 110/60mmHg 以上。对于老年收缩期高血压患者，降压治疗可能导致舒张压过低（＜60mmHg）。因此，对于这类患者，临床医师必须仔细评估降压治疗可能导致的心肌缺血事件，警惕降压过度。

伴稳定型心绞痛的高血压治疗，β 受体阻断药是治疗稳定性冠心病的基石，可抗心绞痛，降低血压，降低病死率。如有禁忌证，可考虑用二氢吡啶类钙通道阻滞药（长效、控释或缓释），或非二氢吡啶类制剂。大多数研究表明 β 受体阻断药更占优势，但也有研究发现在控制稳定型心绞痛上两者的疗效相当。受体阻断药和二氢吡啶类钙通道阻滞药合用可增加抗心绞痛的疗效，但和非二氢吡啶类制剂合用，则有可能增加严重心动过缓或心脏传导阻滞的危险性。伴不稳定型心绞痛和非 ST 段抬高心肌梗死高血压的治疗，β 受体阻断药或钙通道阻滞药同样适用，但合并明显心功能不全者慎用。伴前壁心肌梗死或左心室收缩功能障碍的患者应加用 ACEI。利尿药对于长期的血压控制，尤其伴容量过多的患者，往往有效。伴 ST 段抬高心肌梗死的高血压治疗与上述相似，但针对心肌梗死本身的治疗更重要、更紧迫。降压药物 β 受体阻断药和 ACEI 适用于所有没有禁忌证的患者。急性期以后仍应继续口服 β 受体阻断药作为冠心病的二级预防。钙通道阻滞药一般不宜使用，除非患者有应用 β 受体阻断药的禁忌证。

最近对既往的抗高血压临床试验进一步汇总分析发现，在已发生冠心病事件的患者中，虽然经过降压、调脂及其他多重危险因素的干预，患者的危险分层并未发生根本改变，即患者的长期预后无法根本改善。为改变这种局面，应进行更早期的有效干预，即对出现靶器官损害但未发生心血管并发症的患者进行针对性的干预治疗，以避免或延缓此类患者向不良预后发展。对血压正常高值的人群，如果合并心血管危险因素，有研究显示降压治疗可以延缓高血压的发生，但是否可以降低冠心病事件，还需大规模临床试验加以证实。

总之，临床医生应遵循我国制定的高血压和冠心病相关指南进行临床实践。当面对个体病例时，特别是有复杂合并症的患者，医生应该根据患者的实际情况正确分析，制订对患者真正有益的、个体化的治疗方案，避免机械地照搬指南。在临床实践中，推荐行 24 小时血压监测或家庭血压监测，全面了解血压波动，如有无晨起高血压、血压最高值与最低值等，据此进行用药调整。既要平稳降压，又要避免过快、过度降压。

（四）联合用药

目前认为联合用药的降压达标率和降压幅度明显大于单药治疗，且不良反应发生率明显低于单药治疗。降压联合降脂治疗可以显著减少致死和非致死性心肌梗死。在 ASCOT-LLA 研究中，在 CCB＋ACEI 治疗的基础上加用他汀类药物（阿托伐他汀），致死和非致死性心肌梗死发生率减少 53.0％，致死和非致死性脑卒中发生率减少 31.1％，总心血管事件发生率减少 27.0％。

降压药物联合治疗是提高现阶段血压控制达标率最重要的途径。INVEST 研究表明，为使 70％ 的患者血压低于 140/90mmHg，82％的患者需要 2 种以上药物治疗，51％需要 3 种以上药物。UKPDS、ABCD、HOT、MDRD 和 AASK 这 5 项研究中，为了使血压达标，患者平均使用了 312 种不同种类的降压药物。另外，两种药物联合治疗的降压效应大于等于两药降压疗效之和，并可通过不同的药理作用相互中和或对抗不良反应，或通过减少剂量避免不良反应。因此，合理的优化联合降压在预防冠心病发病率和病死率方面具有更大的优势。

ASCOT 试验为临床上联合应用培哚普利和氨氯地平提供了证据。两者联合应用能有效的降低血压，降低心血管事件的发生率和病死率，降低新发糖尿病，但不适用于扩展到其他 ACEI 和 CCB 类药物。Trialists 联合降压试验的荟萃分析证实，相对于安慰剂，基于 ACEI 和 CCB 的药物治疗会分别显著降低 22％和 18％的血压。降低血压意味着降低风险，血压下降 10mmHg，会使脑卒中和冠心病风险下降 15％。两者相比较，ACEI 类在降低冠心病和心力衰竭发病率上优于 CCB，在降低脑卒中上则相反。

随着 ASCOT-BPL、ACCOM-PUSH 等研究结果的公布，对现有的高血压防治指南中推荐以利尿药作为联合制剂之一的策略提出了挑战，为高血压起始联合治疗方案的优化选择提供了重要的临床研究依据。ASCOT-BPLA 研究以非致死性心肌梗死和致死性冠心病事件作为一级终点，对比观察了新降压药物［CCB（氨氯地平）＋ACEI（培哚普利）］与传统降压药物［β 受体阻断药（阿替洛尔）＋利尿药（苄氟噻嗪）］联合治疗对一级终点的影响。结果显示，新降压药组疗效优于传统降压药组，可使血压进一步降低 2.7/1.9mmHg；在终点事件发生方面，新降压药组也明显优于传统降压药组，总冠状动脉事件（一级终点、新发心绞痛、新发心力衰竭）下降了 13％，心血管病死率降低了 24％。从而表明了 ACEI 与 CCB 联合降压在预防冠心病发生、发展方面具有明显的优势。2008 年公布的 ACCOM-PLISH 研究是一项首次比较高危高血压患者初始降压治疗中，两种联合固定复方制剂［CCB（苯磺酸氨氯地平）＋ACEI（贝那普利）联合方案与利尿药（氢氯噻嗪）＋ACEI（贝那普利）联合方案］对心血管事件发生率和病死率影响的大型研究。结果显示，采用ACEI＋CCB可使心血管发病率和病死率降低20％（$P=0.0002$），硬性心血管终点事件（心血管死亡、致死性卒中、致死性心肌梗死）降低20％（$P=0.007$）。试验结果再次证明，ACEI与CCB联合在降低心血管发病率及病死率，以及防治冠心病方面的重要作用。

第六节　冠心病患者的血脂管理

动脉粥样硬化性心血管疾病（ASCVD）是我国人口死亡的第一位病因，胆固醇代谢异常是动脉粥样硬化（AS）的基础因素。以调整胆固醇水平为主的血脂管理是降低ASCVD风险的关键措施之一。近年来，有关血脂管理的国际、国内指南相继公布，内容不断更新，其基本观点相同，干预措施存异。因此，有必要立足于我国流行病学和临床病学实践，对血脂管理方面进展进行思考，探讨相应措施，更好地实施心血管疾病的防治工作。

一、AS 与胆固醇

AS是冠心病、缺血性脑卒中和外周血管疾病的病理基础。冠心病、缺血性脑卒中和外周血管疾病统称为ASCVD。1个多世纪以来，AS的基础研究和ASCVD的流行病学研究确立了AS发病的胆固醇学说。

1913年，Bacmeister与Henes报道，AS病变患者血浆胆固醇水平升高。1914年，Anitschkow用高胆固醇食物喂养家兔，制作出AS动物模型。1973年Goldstein和Brown研究发现低密度脂蛋白（LDL）受体并阐明LDL的体内代谢。其后，Hessler发现内皮细胞氧化修饰型LDL。Steinherg通过相关研究提出LDL氧化修饰机制学说。美国弗雷明翰心脏研究始于1948年，对5209例研究对象进行观察，每2年对心血管疾病相关检测项目进行复查，提出冠心病危险因素的概念。30年随访显示，血胆固醇＞8.0mmol/L人群比血胆固醇＜4.9mmol/L人群冠心病危险增加7倍。50余年3代人的调查结果显示，血胆固醇水平与冠心病呈显著线性相关。数10年来，诸多研究显示包括单纯饮食控制、外科回肠旁路手术、药物干预等措施可显著降低血总胆固醇（TC），从而使冠心病发生风险明显降低。20世纪80年代，随着他汀类药物的研发和应用，血TC水平显著降低，冠心病事件发生风险也显著下降。

百余年序贯的AS基础、流行病学、前瞻性双盲临床试验研究支持AS的胆固醇学说，血胆固醇升高是致AS发生发展的直接因素。高胆固醇（TC）血症、高三酰甘油（TG）血症与冠心病的发病均存在关联。胆固醇是动脉粥样硬化的重要组成物质，已经被大量的人群研究及动物实验所证实。Framingham研究证实血胆固醇水平为5.20～5.72mmol/L时，冠心病发生风险相对稳定，超过此限度，冠心病发生风险将随胆固醇水平的升高而增加。血胆固醇分为不同组分，其中低密度脂蛋白胆固醇（LDL-C）与心血管病发生成正相关，而高密度脂蛋白胆固醇（HDL-C）则与心血管疾病发生成负相关。PROCAM研究证实了TC与HDL-C的比值在预测冠心病发生风险中具有重要意义。近年有学者提出高TG是冠心病的独立危险因素，Stockholm等研究发现冠心病和TG的线性关系。但 2014 年英国学会联合会（JBS）心血管疾病预防指南指出，当将 TC、HDL-C 两种因素纳入综合分析时，高 TG 血症并不能高胆固醇（TC）血症、高三酰甘油（TG）血症与冠心病的发病均存在关联。胆固醇是动脉粥样硬化的重要组成物质，已经被大量的人群研究及动物实验所证实。Framingham 研究证实血胆固醇水平为 5.2～5.72mmol/L 时，冠心病发生风险相对稳定，超过此限度，冠心病发生风险将随胆固醇水平的升高而增加。血胆固醇分为不同组分，其中低密度脂蛋白胆固醇（LDL-C）与心血管疾病发生成正相关，而高密度脂蛋白胆固醇（HDL-C）则与心血管疾病发生成负相关。PROCAM 研究证实了 TC 与 HDL-C 的比值在预测冠心病发生风险中具有重要意义。近年有学者提出高 TG 是冠心病的独立危险因素，Stockholm 等研究发现冠心病和 TG 的线性关系。但 2014 年英国学会联合会（JBS）心血管疾病预防指南指出，当将 TC、HDL-C 两种因素纳入综合分析时，高 TG 血症并不能增加冠心病的发生风险。

二、血脂管理的目标

国家心血管病中心发布的《中国心血管病报告 2012》显示，中国心血管病患者达 2.9 亿，每年约 350 万人死于心血管病。《柳叶刀》杂志发布的《全球疾病负担 2013》评估了 1990—2013 年间 188 个国家（人口）死亡情况。报告显示中国最致命的 3 种疾病是脑卒中、冠心病及慢性阻塞性肺疾病，3 种疾病致死人数占 2013 年全部死亡人数的 46%。1990—2013 年，高收入国家地区心血管病病死率下降 22%，而《中国心血管病报告 2013》显示，中国心血管病患病率呈持续上升；心血管病病死率呈上升趋势，从 2009 年始，上升势头趋缓。《中国心血管病报告 2014》提出目前心血管病（包括脑血管病）已成为我国城乡居民首要死亡原因，最新统计数据显示，心血管病占农村居民死亡原因的 44.8%，占城市居民死亡原因的 41.9%，均位列第一，其后分别是肿瘤、呼吸系统疾病、损伤和中毒。近几年农村心血管病病死率已经超过城市。

面对缺血性心血管病高发病率和高病死率的形势，防治 ASCVD 必须受到重视。2013 年美国心脏病学学会（ACC）和美国心脏协会（AHA）联合发布了《降低成人 ASCVD 风险胆固醇治疗指南》（简称《2013ACC/AHA 指南》）。指南并未强调血脂异常，而是全面关注 ASCVD 风险的降低。拓宽降胆固醇治疗以预防 ASCVD 的管理范围。明确血脂管理的目标为降低 ASCVD 风险。指南虽针对美国患者制定，但对我国血脂管理理念有一定的影响。中国国家胆固醇教育计划（CCEP）委员会制定的《2014 年中国胆固醇教育计划血脂异常防治专家建议》（简称《2014 中国专家建议》）及《中国成人血脂异常防治指南（2016 年修订版）》同样把降低 ASCVD 风险作为目标。

《2013ACC/AHA 指南》与美国国家胆固醇教育计划成人治疗专家组指南（ATPⅢ）相比，关注点由降低冠心病风险更改为降低 ASCVD 风险；由使用弗雷明翰风险评分评估 10 年冠心病风险改为使用汇总队列方程评估 10 年 ASCVD 风险（包括首发非致死和致死性心肌梗死、非致死和致死性卒中）。结合临床情况，确定通过他汀类药物等治疗获益的 ASCVD 高风险人群，包括 ASCVD 二级和一级预防。而《2014 年英国 NICE 血脂管理指南》（简称《2014 英国 NICE 指南》）ASCVD 的定义中，尚包括影像学证实的亚临床动脉粥样硬化病变，并将慢性肾脏疾病（CKD）特别是肾小球滤过率（eG-FR）<60mL/（min·1.73m²）的患者列为极高危人群。《2014 中国专家建议》把 CKD 患者列为高危人群进行调脂。《2014 年美国国家脂质协会（NLA）血脂异常管理建议》（简称《2014NLA 建议》）中，确定的 ASCVD 范围也更为宽泛，除明确的 ASCVD 外，尚包括其他有临床

证据的动脉粥样硬化性疾病：冠状动脉粥样硬化，肾动脉粥样硬化，继发于 AS 的主动脉瘤，颈动脉斑块，管腔狭窄≥50%。

降低胆固醇的目标是降低 ASCVD 风险，无论是二级预防还是一级预防。2010 年全国调查结果显示：血清 TC＞6.22mmol/LASCVD 患病率在 18 岁以上的男性和女性分别为 3.4% 和 3.2%；血清三酰甘油（TG）＞2.26mmol/LASCVD 的男女患病率分别为 13.8% 和 8.6%。然而，依据历年中国心血管病报告数据，需要降低胆固醇以降低 ASCVD 风险一级和二级预防人群远多于此，国内外各项指南、共识所确定调脂对象均非仅限于血脂超出正常值范围者。降低 ASCVD 风险是降低胆固醇的最终目的。因而，以降低 ASCVD 为目标，对相关人群进行调脂治疗，采用"血脂管理"比"血脂异常防治"更有助于增强临床医生的抗 AS 的观念和提高患者的依从性。

三、血脂管理的靶标

血脂异常尤其是 LDL-C 升高是导致 ASCVD 发生、发展的关键因素。大量临床研究反复证实，无论采取何种药物或措施，只要能使血清 LDL-C 水平下降，就可稳定、延缓或消退动脉粥样硬化病变，并能显著减少 ASCVD 的发生率、致残率和病死率。国内外血脂异常防治指南均强调，LDL-C 在 ASCVD 发病中起着核心作用，提倡以降低血清 LDL-C 水平来防控 ASCVD 危险。所以，推荐以 LDL-C 为首要干预靶点（Ⅰ类推荐，A 级证据）。而非-HDL-C 可作为次要干预靶点（Ⅱa 类推荐，B 级证据）。将非-HDL-C 作为次要干预靶点，是考虑到高 TG 血症患者体内有残粒脂蛋白升高，后者很可能具有致动脉粥样硬化作用。

LDL 在 ASCVD 发生发展的病理生理过程中发挥核心作用，大量随机化研究证实降低低密度脂蛋白胆固醇（LDL-C）可显著减少 ASCVD 事件发生风险，无可争议，LDL-C 是血脂管理的主要靶目标。

近年，诸多证据显示，极低密度脂蛋白（VLDL）与 ASCVD 的发病风险密切相关。LDL-C 与 VLDL-C 统称为非 HDL-C，其中包括所有致 AS 脂蛋白中的胆固醇。

乳糜微粒、VLDL 及其残粒中 TG 含量高，统称为富含 TG 脂蛋白。血 TG 升高常反映乳糜微粒、VLDL 残粒增多，这些残粒脂蛋白具有致 AS 作用。PROCAM、AFCAPS/Tex-CAPS、CMS 等研究表明，高三酰甘油血症与冠心病、脑卒中独立相关，他汀类有效降低 LDL-C 后，血 TG 增高成为心血管病剩留风险的重要部分。

在普伐他汀或阿托伐他汀在心肌梗死溶栓治疗中评估和影响研究中，他汀治疗使 LDL-C＜1.8 mmol/L，而 TG＞2.26mmol/L 者发生死亡、心肌梗死和急性冠脉综合征的风险较血 TG＜2.26 mmol/L 者增高 50%。

2002 年中国居民营养与健康状况调查结果显示，我国≥18 岁人群高三酰甘油血症患病率为 11.9%，北京地区 35～44 岁人群高三酰甘油血症患病率由 1992 年的 13.3% 升至 2002 年的 30.2%。

许多研究表明，对 ASCVD，非 HDL-C 风险预测作用强于 LDL-C。一项研究中，使用弗雷明翰心脏研究中数据，男 2693 例，女 3101 例基线无冠心病者，评估不同 LDL-C 和非 HDL-C 水平的冠心病风险。结果显示，在同一非 HDL-C 水平，LDL-C 与冠心病风险无相关性。相反，在同一 LDL-C 水平，非 HDL-C 水平与冠心病风险强相关。

《2013 IAS 全球血脂异常诊治建议推荐》：对于确诊为 ASCVD 患者理想水平是 LDL-C ＜1.8

mmol/L，或非 HDL-C＜2.6mmol/L。提出非 HDL-C 为致 AS 胆固醇主要形式。

《2014 NLA 指南》强调，共同关注非 HDL-C 和 LDL-C 目标值，因为两者可能未同时达标，致 AS 胆固醇有效管理有望两项靶标同时达标，并认为非 HDL-C 是比 LDL-C 更重要的靶标。

《2014 英国 NICE 指南》强调，流行病学研究显示非 HDL-C 较 LDL-C 对 ASCVD 患病率和病死率具有更强的预测价值。

《2014 中国专家建议》将 LDL-C 作为主要干预靶标，非 HDL-C 可作为 LDL-C 替代指标，不建议应用他汀类之外药物升高 HDL-C。《血脂相关性心血管剩留风险控制中国专家共识》建议对于心血管疾病患者及高危人群，LDL-C 达标后，若 TG＞2.26mmol/L，应启动相应药物治疗，目标为非 HDL-C 达标（LDL-C 达标值＋0.78mmol/L）。

《2016 中国成人血脂异常防治指南（修订版）》提倡以降低血清 LDL-C 水平来防控 ASCVD 危险。所以，推荐以 LDL-C 为首要干预靶点（Ⅰ类推荐，A 级证据）。而非 HDL-C 可作为次要干预靶点（Ⅱa 类推荐，B 级证据）。

结合国际指南内容，依据中国高三酰甘油血症发病率，将 LDL-C 和非 HDL-C 并列为血脂管理的干预靶标可能更为适合。

四、血脂管理达标

《2013 ACC/AHA 指南》确定 4 类他汀类获益人群：①临床 ASCVD 患者；②原发性血 LDL-C＞4.9mmol/L 者；③40～75 岁糖尿病患者且血 LDL-C 在 1.8～4.9mmol/L 者；④40～75 岁无 ASCVD 和糖尿病，但 10 年心血管病风险＞7.5％且血 LDL-C 在 1.8～4.9mmol/L 者。推荐合适强度的他汀治疗。但并未设置 LDL-C 达标值。

《2014 英国 NICE 指南》同样未设置血脂管理达标值。

《2014 NLA 指南》基于危险评估、分层血脂管理，继续保留治疗达标值，内容包括非 HDL-C 和 LDL-C 的开始药物治疗的达标值和不同危险分层的达标值。

《2014 中国专家建议》依据我国 ASCVD 的流行病学和临床情况，评估患者获益风险比。2010 年发表的降胆固醇治疗协作组（CTT）荟萃分析结果显示，与 LDL-C＞2.0mmol/L 患者相比，基线 LDL-C 低于此水平的患者应用他汀类药物治疗仍可获益，建议应用他汀类药物将 ASCVD 患者和糖尿病＋高血压或其他危险因素患者 LDL-C 控制于＜1.8mmol/L，若相应的他汀类药物治疗后，LDL-C 不能达标者，可将基线 LDL-C 水平降低 50％作为替代标值。亦可联合应用他汀和胆固醇吸收抑制药。

《2016 中国成人血脂异常防治指南（修订版）》指出：调脂治疗设定目标值已为临床医生所熟知并习惯应用。然而，有部分国外新发表的血脂异常诊疗指南不推荐设定调脂目标值，其理由是：尚无随机对照研究证据支持具体的血脂治疗目标值是多少，也不知道何种血脂目标值能带来 ASCVD 危险最大幅度的降低。然而，若取消调脂目标值则会严重影响患者服用调脂药的依从性。从调脂治疗获益的角度来说，长期坚持治疗最为重要。只有在设定调脂目标值后，医生才能更加准确地评价治疗方法的有效性，并能与患者有效交流，提高患者服用调脂药的依从性。在我国取消调脂目标值更没有证据和理由，为此，调脂治疗需要设定目标值（Ⅰ类推荐，C 级证据），凡临床上诊断为 ASCVD［包括急性冠脉综合征（acute coronary syndrome，ACS）、稳定性冠心病、血运重建术后、缺血性心肌病、缺血性卒中、短暂性脑缺血发作、外周动脉粥样硬化病等]患者均属极高危人群。LDL-C＜1.8mmol/L（70mg/dL），非HDL-C＜2.6mmol/L（100mg/dL）。

调脂达标值基于流行病学研究和随机对照试验（RCT）设定，依据ASCVD及危险因素的有无进行低危、中危、高危、极高危风险分层。设定胆固醇干预标值和控制标值。临床医生据此确定调脂对象、药物、剂量以及与患者进行沟通，提高其依从性。因此血脂管理中设定达标值仍是必要的。

在生活方式干预的基础上，他汀类药物是ASCVD防治的基石。《2013 ACC/AHA指南》不设达标值，但建议所有确诊ASCVD患者给予高强度他汀治疗。由于种族遗传学背景差异，中等强度他汀类药物治疗可使大多数中国患者LDL-C达标，因此，不推荐常规高强度他汀类治疗。

他汀类药物有效降低LDL-C之后，高三酰甘油血症成为心血管病主要剩留风险之一。血TG测定值可受饮食、活动、体位等诸多因素影响。因此临床检测血TG值时，可能有所高估。饮食控制等生活方式干预对高三酰甘油血症具有较显著效果。血TG＞5.65mmol/L者应立即启用降TG药物治疗，以预防急性胰腺炎。血TG在2.26～5.64mmol/L，先以LDL-C和非HDL-C达标。ASCVD二级预防中，经适当强度他汀类药物治疗后，非HDL-C仍不达标，可在他汀类药物治疗基础上合用非诺贝特类药物等。

他汀类与贝特类联合治疗的安全性始终是临床调脂治疗中关注的问题。贝特类和他汀类单药治疗均有可能与肌病风险增加相关。不同的贝特类药物安全性存在着显著差异。吉非罗齐联合他汀类肌病风险显著高于非诺贝特。ACCORD血脂研究显示，与单用他汀药物比较，他汀药物联合非诺贝特组不良事件发生率无显著性差异。但他汀类和贝特类联合治疗的临床研究资料尚少，对于肌病易患者应审慎。联合治疗中，两者应从较低剂量开始，剂量不宜偏高，错开两药血浓度峰值，避免与阻碍两类药物代谢的药物合用，并密切监测相关不良反应。

此外，在他汀类药物基础上联合烟酸、ω-3脂肪酸调脂研究均未证实可进一步降低心血管病风险。

我国面临着ASCVD患病率和病死率上升的严峻形势，ASCVD的防治任务艰巨。除血脂管理外，高血压、高血糖、吸烟、缺少运动、超重或肥胖等危险因素的控制对于不同人群分别具有重要意义。血脂管理中，降低胆固醇在ASCVD防治中仅为重要的一环。

无论ASCVD一级或二级预防，生活方式干预均为基础。①控制饮食中胆固醇、饱和脂肪酸、反式脂肪酸及食盐摄入量，增加蔬菜、水果、富含ω-3脂肪酸鱼类摄入；②戒烟限酒；③增加体力运动，控制总热量摄入，维持理想体质量。只有综合干预各项危险因素，才能有效防治ASCVD。

五、冠心病和冠心病等危症的调脂治疗

此类患者在未来10年内均具有极高的发生缺血性心血管病事件的综合危险，需要积极降脂治疗。

（一）冠心病

冠心病包括急性冠脉综合征（包括不稳定型心绞痛和急性心肌梗死）、稳定型心绞痛、陈旧性心肌梗死、有客观证据的心肌缺血、冠状动脉介入治疗（PCI）及冠状动脉旁路移植术（CABG）后患者。

1. 急性冠脉综合征（ACS）患者需要全程他汀管理

（1）ACS患者近期死亡风险高，应用他汀十分必要：ACS患者中ST段抬高性心肌梗死患者30

天内的病死率约为 12.4%，非 ST 段抬高性心肌梗死患者 30 天内的病死率约为 7.4%，高危的不稳定型心绞痛患者 30 天内病死率约为 1.3%，低危的不稳定型心绞痛患者 30 天内病死率约为 1.0%。

单支病变的冠心病患者，冠脉局部外弹力膜已被粥样斑块侵蚀，然而冠脉造影结果显示冠脉狭窄程度仅为 39%。血管内超声提示，粥样硬化的进展形式往往为弥漫性侵蚀整条血管，冠脉造影结果显示的异常狭窄段血管，往往仅为病变的局部。粥样硬化造成的血管病变可以通过降脂治疗有效逆转。随着斑块的稳定和缩小，血管重构可以部分逆转，尽管造影结果显示，管腔大小似乎并无改善。

ACS 近期非罪犯血管动脉粥样硬化病变进展迅速。持续增高的 CRP 加速非罪犯病变的进展，PCI 术加重内皮损伤和炎症反应，进一步加速非罪犯病变的进展，尽快应用他汀控制炎症反应在 ACS 急性期至关重要。

（2）ACS 患者入院应立即启动他汀：ACS 患者为再次复发冠脉事件的极高危患者。所有因 ACS 住院患者，都应考虑进行强化降脂治疗。ACS 患者应尽早使用他汀（NCEPATPⅢ）。入院后 24 小时内血脂检测结果已不是 ACS 的患者他汀治疗的前提，不论患者血脂水平如何都应立即启动他汀治疗（加拿大 AMI 治疗质量监测指标制订小组）。

ACS 患者尽早服用他汀类药物进行积极降脂治疗是非常有益的。积极降脂治疗减少心肌缺血事件研究（MIRACL）是他汀类治疗 ACS 的第一项大规模的临床试验，旨在评价早期、快速、强效降脂治疗是否能减少不稳定型心绞痛或非 Q 波心肌梗死患者的心肌缺血事件复发。3086 例不稳定型心绞痛或无 ST 段抬高的急性心肌梗死住院患者，于住院 96 小时内随机分为阿托伐他汀（80mg/d）治疗组和安慰剂组，平均观察 16 周。结果表明，主要联合终点（死亡、非致死性心肌梗死、心肺复苏或再次发作心绞痛并观察证据需住院治疗）发生的危险性阿托伐他汀组（14.8%）比对照组（17.4%）降低了 16%。

目前提倡对于 ACS 患者，尽早开始应用他汀类药物，不仅能降低急性期病死率和改善心肌缺血症状，还具有另外两点益处：①能调动患者坚持降脂治疗的积极性；②能缩小临床上的"治疗空隙"，使更多的患者得到必要的降脂治疗。

（3）ACS 患者应接受长期强化他汀治疗：对那些存在不稳定斑块，或者心血管风险高危、极高危的 ACS 患者应进行长期强化他汀治疗。这个是利用他汀的降脂外作用，大剂量他汀治疗，它可以通过多个途径来减少炎症反应、减少斑块表面溃疡，促进内皮修复，抗氧化等，从而稳定动脉斑块、减少斑块破裂的机会，降低临床心血管事件的风险。

研究证实，对于近期发生的 ACS 患者，与标准的降脂方案相比较，他汀类药物强化降脂方案将更有助于防止死亡和主要心血管事件的发生。有研究结果表明，与常规降脂组比，强化降脂组的复合终点（各种原因死亡、心肌梗死、需要再住院治疗的不稳定型心绞痛、血运重建和脑卒中）降低 16%。

2．稳定性冠心病患者也需强化降脂治疗

（1）稳定性冠心病患者体内斑块并不稳定，也会发生斑块破裂：在稳定型心绞痛患者中，约 1/3 的患者冠脉中存在多个易损斑块。易损斑块的出现具有累积效应，一个易损斑块的出现意味着可能会出现更多的易损斑块。

（2）强化降脂治疗对于稳定性冠心病患者亦可获得良好疗效：许多冠心病二级预防的临床试验均已表明，他汀类减少心血管死亡、非致死性心肌梗死、非致死性脑卒中发生的危险，且可降低因不稳定性冠心病住院、心力衰竭、动脉粥样硬化的各种并发症和冠脉血运重建的需求。治疗达新目标试验（TNT）研究结果证实，对于稳定性冠心病患者，积极强化降脂治疗，即将 LDL-C 降至 1.9mmol/L，低于目前指南建议的水平，能够进一步减低心脑血管事件造成残疾带来的医疗费用。有研究结果提示，对于稳定性冠心病患者，将 LDL-C 降至 1.9mmol/L（70mg/dL）能够进一步减低心脑血管事件发生的危险。

（二）冠心病等危症

冠心病等危症是指非冠心病者 10 年内发生主要冠状动脉事件的危险与已患冠心病者同等，新发和复发缺血性心血管病事件的危险＞15%，以下情况属于冠心病等危症。

（1）有临床表现的冠状动脉以外动脉的动脉粥样硬化：包括缺血性脑卒中、周围动脉疾病、腹主动脉瘤和症状性颈动脉病（如短暂性脑缺血）等。

（2）糖尿病：过去将糖尿病列为心血管病的危险因素，近年来发现其重要性远不止于此。糖尿病患者一旦发生冠心病，其预后比无糖尿病者差。因此，当前将糖尿病列为冠心病的等危症。

（3）其他：有多种危险因素其发生主要冠状动脉事件的危险相当于已确立的冠心病，心肌梗死或冠心病死亡的 10 年危险＞20%。

冠心病等危症患者与冠心病患者相同，都应尽早启动强化他汀治疗，使血脂水平尽快达标，以期最大限度降低冠脉事件及其他缺血事件的发生率。

第五章　冠心病的介入治疗概述

第一节　冠心病的介入治疗概述

一、冠状动脉造影（CAG）

冠状动脉造影是将特制的心导管经股动脉或桡动脉逆行送至主动脉根部左右冠状动脉口注入造影剂连续摄片记录、动态回放、可清晰显示左右冠状动脉及其主要分支血管，是一种客观评价冠状动脉病变的微创检查手段，对于判断病变的部位、狭窄程度等特点准确可靠，国内1973年开展首例选择性冠状动脉造影检查。一般认为管腔直径减少70％以上会严重影响冠状动脉血供，50％～70％也有一定的临床意义。目前冠状动脉造影的适应证主要包括三个方面：①用于诊断目的，如不典型胸痛的鉴别，中老年不明原因心脏扩大、心律失常、心力衰竭的病因诊断等，原发性心搏骤停经心肺复苏存活者为排除冠心病；②用于治疗目的，如临床已确诊冠心病的患者，药物治疗效果不好欲行冠状动脉介入治疗或外科搭桥手术者；③用于评价目的，如介入治疗或搭桥术后的随访、了解急性心肌梗死溶栓后的冠状动脉再通情况、心脏移植术后冠状动脉血流情况等。

经常以TIMI血流分级法作为判断冠状动脉血流的标准：①0级，无血流灌注，闭塞血管远端无血流；②1级，造影剂部分通过，冠状动脉狭窄远端不能完全充盈；③2级，冠状动脉狭窄远端可完全充盈，但显影慢，造影剂消除也慢；④3级，冠状动脉远端造影剂完全而且迅速充盈和消除，同正常冠状动脉血流。

二、冠状动脉血管内超声检查（IVUS）

常规的冠状动脉造影检查仅能了解血管的狭窄程度及血流的情况，而不能准确判断粥样硬化斑块的性质或支架植入后的贴壁情况等。冠状动脉血管内超声检查是将特制的超声探头导管送至冠状动脉病变处，根据局部超声显像的特点了解病变的性质，如斑块的破裂、出血、局部的血栓形成及支架的膨胀、贴壁情况等。与冠状动脉造影相比较能更全面、客观地反映冠状动脉病变的特点。

三、冠心病的介入治疗

1977年Gruentzig首次成功地进行了经皮冠状动脉成形术（PTCA），开创了冠心病介入治疗的先河。此后冠心病介入治疗的新技术、新器械不断问世，目前主要包括冠状动脉球囊成形术、冠状动脉内支架植入术、定向冠状动脉斑块旋切术、冠状动脉斑块旋磨术、激光冠状动脉成形术、超声冠状动脉斑块消融术、血管内放射治疗等。其中冠状动脉内支架植入术，尤其是药物涂层支架的应用，使得再狭窄率显著降低、介入治疗安全性大大提高，是冠心病介入治疗的重大飞跃。

1. 经皮腔内冠状动脉球囊成形术

经皮腔内冠状动脉球囊成形术（PTCA）是将特制的球囊导管通过外周动脉送至冠状动脉的狭窄处，然后扩张球囊使狭窄的管腔扩大、血流通畅。目前由于冠状动脉支架的广泛应用，单纯接受

PTCA 时患者已大大减少，但 PTCA 是所有冠心病介入治疗技术的基础。

（1）操作过程：先行冠状动脉造影检查，确定需要干预的病变部位；然后送指引导管到该冠状动脉开口，沿指引导管导入 PTCA 专用导丝至该冠状动脉远端，这是整个手术成功的关键；在沿导丝将适宜大小的球囊送至狭窄病灶处扩张，首次扩张时球囊扩张速度宜慢，压力不宜过高以减轻对血管壁的损伤，再次扩张可施以较大的压力，每次扩张时间持续数秒到数分钟。单纯球囊扩张治疗一般选用球囊直径为"正常"参考血管直径的 1～1.1 倍，植入支架前预扩张时通常选用较参考血管管径大 0.5mm 的球囊。球囊扩张术后理想的即刻效果为：无明显血管夹层及（或）局部血栓形成；残余狭窄＜50%，最好＜30%。

（2）适应证和禁忌证：适应证：有明确的临床缺血症状和（或）缺血证据，冠状动脉狭窄程度＞70%。禁忌证：严重左主干病变、多支广泛性弥漫性病变、合并严重的左心功能不全、＜50% 的狭窄、严重的肾功能不全、凝血功能障碍，所在医院无正规心外科建制等。对于分叉病变、严重管化病变、严重偏心病变、慢性闭塞病变、血栓性病变、长病变、极度弯曲或成角病变需谨慎从事。

（3）术前术后处理：术前常规做血小板计数、出凝血时间、凝血酶原时间、肝肾功能、电解质等；口服抗血小板制剂如阿司匹林、氯吡格雷及他汀类调脂药物；术后坚持长期服用阿司匹林及他汀类调脂药物，并严格控制冠心病相关危险因素，如高血压、高血糖、不良生活习惯等，以减少再狭窄的发生。

2. 冠状动脉内支架植入术

单纯 PTCA 技术存在着急性血管夹层、闭塞、再狭窄率高等缺陷而难以广泛推广，而冠状动脉内支架植入术在一定程度上克服了以上弊端。其原理是将支架预装于球囊表面，在支架球囊被送至病变处后，扩张球囊使支架充分展开并紧贴于血管内膜，然后将球囊抽负压回撤，支架留于病变处保证血流通畅。

（1）操作过程：冠状动脉支架按释放方式分为自膨胀式支架（亦称自扩支架）和球囊扩张支架两大类，前者已较少使用；同时根据是否包被药物分为药物涂层支架（DES）及金属裸支架（BMS）。手术过程与PTCA基本相似，多数患者先行球囊预扩张狭窄部位，然后将支架送到预定的位置高压充盈球囊以充分扩张支架，维持高压 5～20 秒，然后负压退出球囊导管，支架留在病变处。

（2）适应证：早期支架植入仅用于球囊成形术后血管的急性闭塞、内膜撕裂、再狭病变及其他介入治疗后残余狭窄严重的患者。近年来，支架已经成为绝大多数常规病变的主要治疗方法，相比较于单纯 PTCA 明显降低再狭窄率、改善预后。特别是药物洗脱支架的应用，以前被列为绝对禁忌证的病变如左冠状动脉主干狭窄也可以用支架进行治疗。

（3）术前术后处理：与 PTCA 基本相同。但术后支架内血栓形成近年引起了高度的重视，根据发生时间的不同分为：①急性支架内血栓，发生于术后 24 小时内；②亚急性支架内血栓，发生于术后 24 小时至 30 天；③晚期支架内血栓，发生于术后 30 天至 1 年内；④极晚期支架发生于术后 1 年以上。一旦支架内血栓形成往往会带来严重的后果，因此，术后除阿司匹林每天100mg长期口服外，应用金属裸支架者加用氯吡格雷 75mg，每天 1 次，至少 1～3 个月；应用药物洗脱支架者，氯吡格雷至少应用 9～12 个月，高危支架内血栓形成患者服用氯吡格雷的时间可进一步延长。

3. 冠状动脉内粥样斑块切除术

现已有三种不同的器材批准用于临床，用以清除冠状动脉粥样硬化斑块。起初希望能防治再狭窄，但目前都已证实这些方法的再狭窄率不低于单纯球囊扩张术。因此，这些方法主要推荐用于特殊类型的冠状动脉病变的治疗。

（1）定向冠状动脉粥样斑块切除术（DCA）：定向冠状动脉粥样斑块切割导管的远端有一个金属圆柱，其中装有一个同轴旋转的杯状刀片。金属圆柱的一侧有一 9mm 长的开窗，与开窗相对应的圆柱壁外侧有一偏心球囊，导管顶端有一圆锥状头部，可作为切除斑块的采集室。当导管到达病变处，将偏心球囊用低压充气（1～2 个大气压），使粥样斑块嵌入槽内，高速旋转刀刃切割斑块。适用于偏心型病变、开口病变、再狭窄以及伴有管腔内血栓形成的病变。

（2）经管腔吸出的斑块切割法（TEC）：经管腔吸出的斑块切割导管的设计是既能切割斑块，又能吸出碎屑，主要用于治疗弥漫性退行性变的大隐静脉移植血管和含有血栓的冠状动脉。导管可弯曲、中心有空腔，远端装有两块刀片，呈圆锥状。插入冠状动脉后，顶端的刀片以 750r/min 的速度旋转，管腔与外面负压连接，刀片旋切下的斑块碎屑通过管腔被吸入负压瓶。

（3）斑块旋磨术：斑块旋磨导管前端有一可高速旋转的磨头，导管尾端与驱动器相连，磨头上覆有 10～40μm 的金刚石削片，以 17 万～20 万 r/min 的速度旋转，将动脉管腔内的粥样斑块研碎，使管壁"磨光"。磨头在通过粥样斑块时，斑块生成 10μm 直径的碎屑，被血流带走。本法特别适用于高度钙化的、无弹性的、不宜扩张的偏心性和弥漫性病变。

（4）其他斑块消除术：包括冠状动脉内粥样斑块激光消融术、射频消融术、超声消融术。激光经导管引入冠状动脉，可使粥样斑块迅速气化而消除，目前认为以准分子激光最好；射频电流引入导管顶端的金属帽，产生高热，也可使粥样斑块迅速气化；最近有报道经导管引入高强度、低频率超声波，可将粥样斑块击碎，其碎片极细不妨碍血流，达到冠状动脉再通的目的。

4. 冠脉内血栓抽吸术和远端保护装置

这是近两年来主要针对急性冠脉综合征患者的冠脉内含有大量血栓或静脉移植血管病变的有效治疗方法，血栓抽吸术是在 PTCA 的基础上，利用负压抽吸原理使血栓通过抽吸导管抽吸到血管外；远端保护装置是通过在目标血管远端放置一个球囊或伞状物，以防止介入操作过程中小的血栓或斑块脱落至血管远端导致栓塞。

虽然冠心病的介入治疗技术在近 20 余年内快速地发展，它仍有一些并发症需要得到重视，如死亡、急性心肌梗死、需要急诊 CABG、脑卒中、穿刺部位血管并发症、造影剂肾病等，这要求临床医生在决定给患者行冠脉介入治疗前做好术前准备，如患者术前的血、尿常规，肝肾功能，电解质，超声心动图检查患者心脏结构和功能等。术前患者在没有禁忌证的情况下，常规服用阿司匹林、氯吡格雷等抗血小板药物，必要时同时加用低分子肝素抗凝治疗等，相信在做好以上准备后的手术的安全性更大。随着目前临床医师们经验的增加，手术小组配合默契，医疗器械的更新，这项操作措施的指征扩大，以往被视为绝对禁忌证的病变（如左主干病变）在经验丰富的临床医师面前也可迎刃而解，而新型支架、基因治疗技术的出现，将进一步提高冠心病介入治疗的近期和远期效果，在治疗冠状动脉狭窄性疾病时，介入治疗技术的应用还将进一步扩大。

第二节　冠心病的介入治疗准备

一、患者准备

1. 病史

（1）在任何介入性心脏手术前必须有明确的手术适应证和心脏主管医师的签字记录。

（2）回顾既往的介入手术过程，注意血管路径，导管的选择、并发症及结果。

（3）如果患者既往有冠状动脉旁路移植术（CABG）应获得手术记录。

（4）应注意超声心动图结果。

（5）应回顾患者的用药及过敏（或缺乏）记录。

（6）通常病史信息在住院前门诊形成，但也可在住院的当天获得。

（7）术前进行风险获益评估，根据当地指南，签署手术知情同意书。

（8）若计划经股动脉插管则应双侧腹股沟备皮。

2. 检查

（1）应做简单的体格检查，尤其应注意以下内容。脉搏及血压；外周脉搏是否存在或消失；肺淤血的任何证据，如颈静脉压力（JVP）升高、基底部啰音。

（2）应有近期血液检测结果，最少应包括血细胞计数、电解质、肾功能及血糖评价。

（3）血脂水平记录。

（4）服用华法林的患者应有抗凝血状态评估。

（5）心导管术前应做 12 导联心电图检查（作为基线）。

（6）对患者行静脉套管针（最好在左侧手臂）以给予镇静、静脉液体和急诊用药。

3. 特殊建议

（1）抗血小板治疗：预计行 PCI 治疗的患者通常应该依据当地常规给予 300mg 阿司匹林和 300～600mg 负荷量的氯吡格雷。

（2）抗凝血治疗：术前 3～5 天停用华法林，术者一般认为国际标准化比值（INR）＜2 是合适的。需持续抗凝的患者（如机械瓣膜）推荐使用静脉普通肝素并在术前 2 小时停用。接受皮下注射低分子肝素的患者在手术当日清晨停用。选择股动脉入路的同时应考虑桡动脉或肱动脉径路。

（3）受损的肾功能：有明确肾功能不全的患者（尤其是糖尿病患者）应在心导管术前很好地水化。一些心脏中心还建议给 N-乙酰半胱氨酸。尽量降低造影剂负荷并考虑应用非离子、低渗或等渗对比剂，双平板数字减影心血管造影可能减少需要的对比剂剂量。

（4）糖尿病：需要胰岛素或口服降糖药物的患者应安排在手术名单的前列。在手术当日早晨晨起的胰岛素和短效口服降糖药物可停用。应密切监测毛细血管血糖。一旦恢复则鼓励患者进食及饮水并恢复平日药物处方。若肾功能正常，服用二甲双胍的患者发生乳酸酸中毒的风险很低，但建议术前 1 天及术后 2 天停用二甲双胍。

二、导管室准备

（1）人员准备：导管室人员通常包括专业护士、一位心脏生理学家、一位放射技师及一位心脏病学家。每个人在为心导管检查患者做准备过程中有固定的角色。因为每个地方的规则不同，在开始每个病例前每位成员了解一些常规是非常重要的，如发生室颤时由谁具体负责电除颤。并且应了解当地的复苏指南及复苏设备和急诊用药是很重要的。大多数中心将培训这些专项内容。

（2）确认患者信息：一人检查患者并确认身份；检查同意书并确认患者的签名；确认育龄女性患者没有妊娠；开始手术前回顾病历，确认此检查有临床适应证；自信、专业地介绍自己，并记住患者的姓名。

（3）相应操作：一旦患者躺在手术台上，应确保以下几方面内容。①据当地法规穿戴防护设备（面罩/帽子）；②确保静脉液路已开通；③确保高质量的连续心电记录；④检查脉氧饱和度并确保足够的氧合（室内气压下 $SaO_2 > 96\%$）；⑤给高危患者或那些接受高剂量镇静的患者额外的氧气；⑥穿铅防护服及细菌防护服；⑦应用无菌术前准备和显露血管入路术区；与护理人员检查当地的操作程序；⑧检查并正确连接各种压力监测，并确保对比剂中没有混入气泡；⑨确保压力传导器校准为 0；⑩检查无菌手推车确保必要的设备齐全；⑪检查并确保除颤仪充电并能正常使用。

（4）术前用药：患者在心导管术前难免焦虑、紧张，在导管室给予相关药物可以缓解焦虑及相关的高血压，地西泮（2～10mg 静脉注射）或咪达唑仑（0.5～2.5mg 静脉注射），也可以在患者上手术台后给予。应关注老年、航空病、有明显并发症及糖尿病患者，可以额外给予小剂量的短效阿片类镇静药（芬太尼 25～50μg）。

第三节　PCI 适应证

冠心病行冠状动脉介入治疗要根据危险分层评价风险——获益比，多种危险分层及风险评价系统常根据临床评估、左心室功能及冠状动脉造影情况等进行综合判断。PCI 常用的评分系统包括：

（1）SYNTAX 评分：用于左主干和三支病变患者冠状动脉病变解剖复杂性的分级，是 PCI 后患者长期心脑血管严重不良事件的独立预测模式。该评分系统以病变解剖为基础，每个病变的积分都分别计算，总积分则是各个病变积分的和。这种评分系统可以对冠状动脉病变复杂程度进行分层，从而提供最优化血运重建策略（PCI 或冠状动脉旁路移植术）选择的循证指南。

（2）TIMI 危险评分：是临床上针对急性冠脉综合征（ACS）患者预后的危险评分，其评分的变量来自 TIMI 试验人群经多因素 Logistic 回归分析法筛选出的对预后具有独立预测作用的变量，该评分方法简单易行，有利于判断患者临床预后情况，从而选择最佳的治疗方案。

（3）GRACE 评分：源于急性冠状动脉事件的全球性注册研究风险评分，评价指标包括年龄、心率、收缩压、肌酐、Killip 分级、是否有已知心脏事件、心肌生化标志物、ST 段变化。是预测 ACS 患者住院期间和出院后死亡风险的有力工具，可用来对 ACS 患者进行危险分层并制订早期治疗策略。

（4）SYN-TAXIT（SYNTAX Ⅱ）积分：是解剖和临床因素的联合模式（年龄、肌酐清除率、左室功能、性别、慢性阻塞性肺疾病，以及周围血管病），并预测复杂三支病变或左主干冠状动脉病变患者的病死率。在 SYNTAX 试验中发现其对指导冠状动脉旁路移植术（CABG）和 PCI 选择决策，优于传统的 SYNTAX 积分，随后在药物支架治疗左主干病变的 DELTA 注册试验中得以验证；我国 2016 年介入指南指出预测左主干和复杂三支病变血运重建的远期病死率方面以及对于无保护左主干病变患者，SYNTAX Ⅱ 评分预测 PCI 术后远期病死率的价值，优于 SYNTAX 评分。另一项中国的多中心研究显示，对无保护左主干病变患者，用整合了临床和冠状动脉解剖学因素的 NERS Ⅱ 评分预测主要不良心脏事件（MACE）发生率，优于 SYNTAX 评分，NERS Ⅱ 评分＞19 分是 MACE 独立预测因素。

（5）PAMI 评分：将不同的危险因素设为不同权重，主要内容包括年龄、心功能分级、心率、病史等。该积分对出院前、1 个月、6 个月和 1 年的病死率有较好的预测价值，因此该积分不仅用于早期定义高危患者以选择介入治疗，而且可对出院前的患者进行危险评价，高危患者需要接受强化的危险因素矫正治疗。

（6）NCDR Cath PCI 评分：美国学者通过分析美国国家心血管注册数据库（NCDR）2004—2006 年的 18 万余例 PCI 手术资料，建立的一系列可独立预测同期及前瞻性队列的 PCI 术后患者院内死亡风险评分体系。

一、稳定型冠状动脉疾病

稳定型冠状动脉疾病通常表现为一系列与缺血或缺氧相关的可逆性的心肌需求/供应不匹配现象，可由运动、情绪波动等诱发或自发。稳定型冠状动脉疾病包括稳定型心绞痛及无症状性心肌缺血。患者调整生活方式并接受系统药物治疗后仍存在心绞痛症状或心肌缺血的客观证据，可在明确冠状动脉病变情况后选择心肌血运重建治疗。

根据 2014 ESC 心肌血运重建指南，稳定型心绞痛或无症状性心肌缺血出现下列情况为改善预后或症状推荐行血运重建。

（1）左主干病变狭窄＞50%*（ⅠA）。

（2）前降支近段狭窄＞50%*（ⅠA）。

（3）两支或三支狭窄＞50%*的冠状动脉病变合并左室功能受损（左室射血分数＜40%）（ⅠA）。

（4）大面积心肌缺血（＞10%左室）（ⅠB）。

（5）仅存的单支血管狭窄＞50%*（Ⅰc）。

（6）出现活动受限的心绞痛或心绞痛等同症状，对药物治疗无反应，冠状动脉任何部位狭窄＞50%*，为改善症状，推荐行血运重建治疗（ⅠA）。

注：*存在明确心肌缺血证据或血管狭窄＜90%但 FFR≤0.8。

根据患者冠状动脉解剖结构及冠状动脉评分，可选择冠状动脉介入治疗或冠状动脉旁路移植术，手术方式的选择还要考虑手术医院心脏治疗团队的意见及患者意愿，指南Ⅰ类推荐 PCI 术的情况包括：①单支、双支病变不合并前降支近段狭窄（Ⅰc）；②单支合并前降支近段狭窄（ⅠA）；③双支病变合并前降支近段狭窄（Ⅰc）；④左主干病变，SYNTAX 积分＜22（ⅠB）；⑤三支血管病变，SYNTAX 积分≤22（ⅠB）。

而冠状动脉病变更复杂且风险评分更高时，指南Ⅰ类推荐 CABG 术，主要包括：①左主干病变，SYNTAX 积分＞32（ⅠB）；②三支血管病变，SYNTAX 积分＞23（ⅠA）。而左主干病变，SYNTAX 积分在 23～32 时，根据当地心脏治疗团队的协商及患者要求，选择血运重建手段。

根据 2016 中国经皮冠脉介入指南，稳定型心绞痛或无症状性心肌缺血出现下列情况为改善预后或症状推荐行血运重建。

针对预后：①左主干病变狭窄＞50％*（ⅠA）；②前降支近段狭窄＞70％*（ⅠA）；③两支或三支狭窄＞50％*的冠状动脉病变合并左室功能受损（左室射血分数＜40％）（ⅠA）；④大面积心肌缺血（＞10％左室）（ⅠB）；⑤仅存的单支血管狭窄＞50％*（Ⅰc）。

针对症状：出现活动受限的心绞痛或心绞痛等同症状，对药物治疗无反应，冠状动脉任何部位狭窄＞70％*，为改善症状，推荐行血运重建治疗（ⅠA）。

注：*存在明确心肌缺血证据或血管狭窄＜90％但 FFR≤0.8。

根据患者冠状动脉解剖结构及冠状动脉评分，可选择冠状动脉介入治疗或冠状动脉旁路移植术，手术方式的选择还要考虑手术医院心脏治疗团队的意见及患者意愿，指南Ⅰ类推荐 PCI 术的情况包括：①单支、双支病变不合并前降支近段狭窄（Ⅰc）；②存在前降支近段狭窄的近端病变（ⅠA）；③存在前降支病变的双支病变（Ⅰc）；④左主干病变，SYNTAX 积分≤22（ⅠB）；⑤三支血管病变，SYNTAX 积分≤22（ⅠB）。

而 SCAD 冠状动脉左主干和三支病变，指南对 CABG 术推荐为Ⅰ类，主要包括：①左主干病变，无论 SYNTAX 积分多少（≤22，22～32，＞32）均为ⅠB；②三支血管病变，无论 SYNTAX 积分多少（≤22，＞22）均为ⅠA 推荐。

二、非 ST 段抬高急性冠脉综合征（NSTE-ACS）

动脉粥样硬化进展过程中，如果血管壁炎症损伤加剧、炎症细胞分泌基质金属蛋白酶进一步导致斑块不稳定，临床表现为 ACS。不稳定斑块导致冠状动脉内血流受限，可引起心绞痛症状加剧，甚至发生心肌梗死，预后不佳。非 ST 段抬高急性冠脉综合征（NSTE-ACS）早期治疗的最主要目的在于避免患者发生心肌梗死、死亡等恶性事件，因此对于 NSTE-ACS 患者早期危险分层的目的就在于识别高危患者、强化治疗、稳定斑块、降低严重心脏事件的发生风险；对于低危患者需进一步评估冠状动脉病变导致的心肌缺血的范围和严重程度，再根据评估的结果决定治疗方案。

危险分层高危需行介入治疗的主要标准为：①缺血相关的肌钙蛋白升高或下降；②动态性 ST 段或 T 波的改变（症状相关或无症状性）；③GRACE 评分＞140。次要标准为：①糖尿病；②肾功能不全［肾小球滤过率的估算值 eGFR＜60mL/（min·1.73m^2）］；③左室功能减低（射血分数＜40％）；④梗死后早期心绞痛；⑤近期 PCI；⑥既往 CABG、GRACE 风险评分中到高危。

2014 ESC《心肌血运重建指南》对于 NSTE-ACS 患者选择血运重建的推荐如下。

（1）极高危患者（难治性心绞痛、相关性严重心力衰竭、心源性休克、致命性室性心律失常或血流动力学不稳定）推荐紧急冠状动脉造影（2 小时内）（Ⅰc）。

（2）合并至少一项主要高危标准，推荐早期有创性策略（＜24 小时）（ⅠA）。

（3）合并至少一项次要高危标准或症状复发的患者，适应于有创性策略（首次就诊后 72 小时内）（ⅠA）。

（4）无症状复发的低危患者，决定有创性评价前，建议进行无创性诱发心肌缺血检查（ⅠA）。

（5）按照当地心脏团队协议方案，依据临床病情、伴发病以及冠状动脉病变的严重性如冠状动脉分布和冠状动脉病变特点（如 SYNTAX 积分），进行血运重建策略选择（Ⅰc）。

（6）新一代药物支架推荐用于 ACS 患者冠状动脉显著狭窄病变的经皮冠状动脉介入治疗（ⅠA）。

2016 年中国经皮介入指南推荐如下。

极高危的患者（符合以下 1 项或多项）：严重胸痛持续时间长、无明显间歇＞30 分钟，即所谓的濒临 MI 表现；心肌标志物显著升高和（或）心电图 ST 段显著压低（≥2mm）持续不恢复或范围扩大，尤其是伴有间歇性 ST 段抬高；明显的血流动力学变化、严重低血压、心力衰竭或心源性休克；严重心律失常：危及生命的心律失常，如室性心动过速、心室颤动、心脏停搏，心肌梗死机械并发症。指南推荐进行紧急冠脉造影（＜2 小时）。

高危患者（符合以下 1 项或多项）：心肌标志物升高；心电图 ST 段压低或 T 波动态演变（有或无症状）；GRACE 评分＞140 分。推荐早期冠脉造影，根据病变情况决定是否侵入策略（＜24 小时）。

中危患者有 MI 病史；造影显示冠状动脉狭窄病史；PCI 或 CABGA 术后；左室射血分数＜40%；糖尿病；肾功能不全 [GFR＜60mL/（min·1.73m²）] 109＜GRACE 评分＜140 无负荷试验时再发心绞痛或心电图缺血改变。推荐侵入策略＜72 小时。

低危患者推荐先行非侵入检查（心脏彩超），寻找心肌缺血的证据，再决定是否行侵入性策略。

根据临床情况、并发症、冠状动脉病变严重程度（SYNTAX 评分），由心脏团队、介入医师、心外科专家综合评估制订血运重建策略。

三、急性 ST 段抬高心肌梗死（STEMI）

急性 ST 段抬高心肌梗死（STEMI）的病理基础是冠状动脉内急性闭塞性血栓形成，导致供血范围内心肌透壁性坏死，心电图表现为相应导联 ST 段抬高或新发的左束支传导阻滞。通过症状、心电图改变（合并或不合并生化标志物的升高）确诊后，在治疗窗内尽早开通梗死相关血管，缩短胸痛发病到球囊扩张时间（O-to-B）是改善患者预后的最关键治疗。

STEMI 早期开通梗死相关血管主要考虑以下几个因素：①是否在治疗时间窗内；②是否存在缺血症状；③有无心力衰竭表现；④有无血流动力学不稳定或电活动不稳定表现；⑤血运重建治疗的风险。

2014 ESC《心肌血运重建指南》对 STEMI 患者血运重建的推荐如下。

（1）症状发作持续＜12 小时以及持续 ST 抬高或新发左束支传导阻滞（LBBB）的所有患者，适用于再灌注治疗（ⅠA）。

（2）直接 PCI 如果由经验丰富的团队及时进行，为推荐的再灌注治疗手段，优于溶栓治疗（ⅠA）。

（3）症状发作＞12 小时的患者，缺血仍持续、出现致命性心律失常或间歇性疼痛和心电图变化仍间断出现，应实施直接 PCI（Ⅰc）。

（4）STEMI 发生急性严重心力衰竭或心源性休克，建议行直接 PCI，而不考虑症状发作时间的延误（ⅠB）。

STEMI 患者若就诊于不能行直接 PCI 的医院并估计转运时间超过 30 分钟，应首选溶栓治疗。溶栓治疗后《管理和血运重建指南》推荐如下：①溶栓治疗后 24 小时内，所有患者宜转至可行 PCI 的中心（ⅠA）；②溶栓治疗成功 24 小时内，建议冠状动脉造影和梗死相关动脉的再血管化治疗（ⅠA）；③溶栓治疗后心源性休克或急性严重心力衰竭患者，适用急诊冠状动脉造影并进一步再血管化治疗（ⅠB）；④溶栓治疗失败后（60 分钟 ST 段回落＜50％或持续胸痛），适用急诊补救 PCI（ⅠA）；⑤最初溶栓成功后，缺血复发、血流动力学不稳定和威胁生命的室性心律失常，或证据显示血管再闭塞，适用急诊 PCI（ⅠA）；⑥溶栓治疗成功后稳定的患者，最佳的冠状动脉造影时间为 3～24 小时（ⅡA）。

2016 年中国经皮介入指南推荐新增加了对非 IRA 介入治疗的建议：STEMI 多支血管病变的合并血流动力学稳定的前提下，应择期完成非 IRA 的介入治疗（ⅡaB），可考虑对非 IRA 行 PCI 治疗，与 IRA 同期完成（ⅡbB）。

第四节　冠状动脉桥血管造影

一、手术简介

在过去的 10 年里，大多数心脏旁路移植（搭桥）患者接受的是联合动脉和大隐静脉移植或者完全动脉移植术，原因是内乳动脉移植术开通率明显高于静脉移植术。在外科旁路移植手术 3 个月内，8％的桥血管闭塞，5 年时静脉桥血管闭塞率高达 20％，10 年后只有 50％的桥血管是开放的。然而超过 90％的左侧内乳动脉至前降支的桥血管术后 10～20 年再狭窄也并不多见。目前治疗三支病变最常见的手术方法之一是左侧内乳动脉移植至前降支、大隐静脉移植至回旋支及右冠状动脉。双侧内乳动脉移植术常见于完全动脉再血管化。右侧内乳动脉通常移植至右冠状动脉。桡动脉移植术通畅率变异性较大，尤其当病变狭窄程度＜70％时。

（1）通畅率：通畅率见表 5-1。

表 5-1　冠状动脉桥血管通畅率

桥血管	1 年通畅率	晚期通畅率
大隐静脉	80％～90％	10 年时为 50％
左侧内乳动脉	98％	10 年时为 90％
右侧内乳动脉	至 LAD 为 96％	5 年时为 90％
桡动脉	至 Cx/RCA 为 75％	
	高度依赖于靶血管	

（2）主动脉造影：主动脉造影有助于桥血管的定位，尤其是当不确定桥血管是否闭塞以及寻找

开口时。通常在左前斜体位下行主动脉造影。造影结束后，应仔细观察图像，也可以使用路图方式。

（3）竞争性血流：竞争性血流是指桥血管和自身冠状动脉同时对血管远端供血，这时可出现血流竞争，即部分血流呈交替性充盈和排空。当自身冠状动脉狭窄严重闭塞时则不会出现竞争血流。

（4）侧支循环：三支冠状动脉血管都有向其他血管提供侧支循环的能力。冠状动脉造影时会看到侧支循环供应其他血管，这说明被侧支供应的血管压力降低。如果对身体闭塞血管造影时看不到侧支循环则说明桥血管是开通的。

二、手术过程

术前阅读先前造影报告（必要时查看造影图像）以及外科旁路移植记录很重要，以便了解旁路移植手术类型及近端和远端吻合部位。仔细了解患者病史，评价旁路移植方式对患者是否适用。

通常在彻底熟知患者冠状动脉解剖以及病变类型后行桥血管造影术。仔细观察冠状动脉三支血管自身侧支走行以及桥血管走行。一般先行左冠状动脉造影之后再行右冠状动脉造影，以便接下来使用 JR4 造影导管行桥血管造影。

1. 导管的选择

JR4 导管通常用来行大隐静脉桥血管造影，偶尔也用来行 LIMA（左侧内乳动脉）桥造影。一般来说，整个桥血管造影包括先前的冠状动脉造影用 JL4、JR4 导管可以完成，内乳动脉造影可选用 JR4 导管或内乳动脉专用造影管。有时候大隐静脉至右冠状动脉的桥血管角度比较难，可以用 SONE 导管或者 MP1、MP2 导管完成。偶尔也有用到 AL 导管，特别是行左侧静脉桥血管造影时。

2. 桥血管的定位

大多数大隐静脉桥血管在主动脉窦靠上的升主动脉的前壁都有其近段的吻合支。桥血管的精确定位因具体手术操作而异，但是一般来说，回旋支的桥血管位置高于右冠状动脉。有时患者身上的外科手术缝合面有助于定位。

（1）操作导管时一定要慢而且仔细。

（2）一般来说，透视时导管轻轻的"跳跃"影像提示导管已经到达开口。

（3）检测压力以防导管嵌顿导致压力下降，必要时也可以轻轻地转动导管。

（4）少量缓慢的注射造影剂有助于判断导管位置。

（5）造影显示桥血管仅存一小段残端提示桥血管闭塞，这时造影留下图像证明已经找到桥血管。

（6）注射造影剂时要十分小心室颤的发生，尤其当远端血管侧支循环不佳时。

三、大隐静脉桥血管

（1）左前降支桥血管：一般采用左前斜位或者左侧位观察前降支桥血管；前降支及对角支的桥血管一般起源于左冠状动脉开口靠上一点；轻轻顺时针转动导管使其到位；导管末端应该转动到图像的前方；每支桥血管至少两个体位造影；确保桥血管开口、全长都在图像内；分别采用左前斜位、右前斜位、左前斜向头以及侧位造影。

（2）回旋支桥血管：大隐静脉至回旋支的桥血管是最常见的；可以采用左前斜位或者右前斜体位造影；轻轻顺时针转动导管寻找开口；在右前斜体位，导管末端应该指向远离脊柱的方向；可以采用左前斜位、右前斜及右前斜向足体位造影。

（3）右冠状动脉桥血管：一般采用左前斜体位；开口一般位于右冠状动脉靠上靠前的位置，所以只需轻轻从右冠状动脉开口撤出导管；轻轻顺时针转动导管使其位于右冠状动脉以上；也有一些右冠状动脉桥血管角度比较困难，用 JR4 导管不易到位，可以换用末端更翘一点的导管；一般采用左前斜、右前斜位以及左前斜向头体位造影。

四、动脉桥血管

1. 左侧内乳动脉

左侧内乳动脉（LIMA 桥）向前向下起源于左锁骨下动脉，JR4、IMA 导管均可到位。

（1）到位左锁骨下动脉：在导丝指引下将导管送至主动脉弓，刚好跨过左锁骨下动脉开口；在正位或者左前斜体位下，轻轻回撤导丝使导管末端活动自如；在逆时针转动导管的同时轻轻回撤导管即可到达左锁骨下动脉；对于老年患者或者主动脉严重钙化的患者，可以保持导丝始终暴露在导管末端以防主动脉损伤；如果左锁骨下动脉较难到位，可以行非选择性造影并观察锁骨下动脉有无狭窄。

（2）到位左内乳动脉：左锁骨下动脉到位后，小心的向前推进导丝，如有阻力立即停止；确保导丝未进入椎动脉；选择亲水性导丝（如 Terumo T 形头端导丝）有助于进出迂曲的血管；LIMA 导管较 JR4 比较有更长的末端使之更易进入 LIMA 桥；如有需要，可以使用长的交换导丝；沿着导丝推送导管，直到导管过椎动脉后；撤出导丝，待导管头端有血液回流后连接压力；在操作导管之前确保压力曲线良好；在慢慢撤导管的同时轻轻逆时针转动，少量注射造影剂以判断是否已经到达开口处；再次检查压力曲线确保导管无嵌顿，少量注射造影剂。

（3）图像采集：在造影期间，可以首先告知患者注射造影剂时左胸及肩部会有烧灼感；LIMA 至前降支桥血管造影时，一般采用正位、左前斜向头及左侧位；观察 LIMA 全程时，根据需要移动造影床；如果观察吻合支，可以提前调整造影床使心脏完全暴露。

（4）LIMA 桥造影的难点：左侧内乳动脉相对较脆弱，容易夹层，尤其老年患者；因此注射造影剂时应该慢而且小心；如果 LIMA 无法到位，可以在锁骨下动脉处行非选择性造影看其是否开放；在左手绑一个血压袖带有助于 LIMA 造影剂注射；有一些疑难病例，可以换用较小型号的导管或者改行左侧桡动脉途径（顺时针转动导管）。

2. 右侧内乳动脉

右侧内乳动脉（RIMA）一般较少用作原位桥血管移植到身体冠状动脉。其操作与左侧内乳动脉很相似，但操作时同样具有挑战性。

（1）向前推进 JR4 或者 LIMA 导管至主动脉弓刚过无名动脉开口处。

（2）在轻轻回撤导管的同时逆时针转动导管。

（3）注意导管不要进入右侧颈总动脉。

（4）导管进入开口后轻轻顺时针转动导管（从右桡动脉入路时逆时针转动）。

3. 桡动脉

（1）尽管抗血管痉挛药物改善了桡动脉桥血管移植成功率，但是真正的通畅率并不如预想的那么高。

（2）桡动脉桥血管直径通常较大隐静脉小且管腔较光滑。

（3）入路以及造影操作和大隐静脉桥血管相似。

4．胃网膜动脉

（1）此血管一般不用作冠状动脉桥血管，只有当内乳动脉和大隐静脉桥血管不可取时才应用。

（2）一般用作右冠状动脉远端桥血管。

（3）通常使用 COBRA 导管通过腹腔干进入肝总动脉。

（4）推进导丝至胃十二指肠动脉后进入右侧胃网膜动脉。

（5）之后更换 COBRA 导管，改用 MPA1 或者 JR4 导管行选择性造影。

第五节　介入治疗时药物的应用及术前、术后处理

一、术前用药

（1）抗血小板药：阿司匹林 100～300mg/d，从术前 2～3 天开始使用。紧急介入前立即 300mg 水溶性阿司匹林口服或肠溶片嚼服。不能耐受阿司匹林或过敏者，可应用氯吡格雷术前 2 小时给予，或噻氯匹定术前 2～3 小时给予。

拟行支架植入术的患者，术前均应在阿司匹林基础上加服氯吡格雷或噻氯匹定。氯吡格雷用法为首剂 300mg，继之以 75mg/d（或者替格瑞洛 180mg，术前 2 小时口服，术后 90mg，2 次/d）。噻氯匹定的常用剂量为 250mg，每天 2 次，2 周后改为 250mg/d。

（2）抗心绞痛药物：硝酸酯类、β 受体阻滞药和钙拮抗药。当安静状态基础心率低于 50 次/min，应考虑术前停用一次 β 受体阻滞药。

（3）镇静药：根据患者具体情况，必要时可予以镇静剂，以保证患者围术期良好状态。

（4）慢性肾功能不全：术前给予适当晶体液充分水化以维持足够尿量，有左心功能不全者可给予适当利尿药。

二、术中用药

（1）（普通）肝素：使活化凝血时间（ACT）≥300 秒，一般可于介入治疗开始时给予固定剂量的肝素（7500～10000U 或根据体重调整用量（100U/kg），手术每延长 1 小时应补加肝素 2500～3000U。

（2）血小板糖蛋白 II b/III a 受体拮抗药：在以下情况使用：有血栓的病变、ACS、糖尿病小血管病变、静脉旁路移植血管病变、介入治疗中发生慢血流或无再流现象者。

（3）硝酸酯类药物：冠脉内注射 100～300μg，必要时可重复。

三、术后处理

（1）术后用药：介入治疗后的患者应长期使用阿司匹林 100～300mg/d。植入支架的患者还应口服氯吡格雷 75mg/d，4～12 周或替格瑞洛 90mg，每天 2 次（或者噻氯匹定 250mg，每天 2 次），2 周后改为 250mg/d，可延长应用到 12 个月。

（2）术后观察：严密观察血压、心率、心律等生命体征及尿量情况，注意血容量是否充足；注意穿刺局部有无血肿、出血，经股动脉径路者应注意足背动脉搏动情况，并警惕腹膜后

血肿的发生；常规复查全导联心电图并与术前比较，有疑似心绞痛症状者应随时复查心电图；监测血清心肌损害标志物水平：TnT、TnI、CK-MB、CK；有肾功能障碍和糖尿病的患者应监测有无造影剂肾病。

四、术后随访

（1）介入治疗术后患者应每月定期门诊随访，以及时发现药物毒副作用和心肌缺血症状的复发。高危者应在 3～6 个月时进行运动负荷试验。

（2）冠心病危险因素的控制控制血压、治疗糖尿病、戒烟、控制体重、规律锻炼、严格控制血脂。

（3）高危患者于介入治疗术 6 个月复查冠状动脉造影，对可疑心肌缺血复发者应及时造影复查。

第六节　冠心病介入治疗后再狭窄

药物洗脱支架（DES）大幅度减少了支架内再狭窄（ISR）的发生率，在简单病变中，再狭窄的发生率保持 10% 以下。然而随着 DES 的广泛应用，支架应用于更多的复杂病变，药物洗脱支架内再狭窄的发生率有所增加，并且药物洗脱支架内再狭窄患者的绝对数量是一个不容忽视的庞大数字，再狭窄问题日益突出，目前仍是悬而未决的难题，成为影响患者预后的主要因素，而且成为制约经皮冠状动脉介入治疗发展的主要因素。

再狭窄分为两种：影像学再狭窄和临床再狭窄。影像学再狭窄是经皮冠状动脉介入术后，随访时冠状动脉造影显示其血管内径再次狭窄≥50%。临床再狭窄是经皮冠状动脉介入术后，患者有明确的心绞痛症状，并且考虑与靶血管相关；静息时或运动时心电图 ST-T 有动态改变，并与靶血管相关；冠状动脉血流储备分数（FFR）<0.80；血管内超声（IVUS）检查提示最小血管面积<$4mm^2$，左主干<$6mm^2$。

支架内血栓和再狭窄在临床表现上有很多相似的地方，但是两者的处理措施上有很大的区别，因此在临床工作中区分支架内血栓和再狭窄很重要。血栓常常表现为急性心肌梗死，而再狭窄则很少表现为急性心肌梗死。介入术后 30 天内的靶血管重建很可能是亚急性血栓或介入并发症，而不是再狭窄，因为内膜增生不可能在 30 天内造成再狭窄。支架内血栓和再狭窄偶尔共同存在。

一、发生率

在开始进行的 DES 和金属裸支架对比的随机临床试验中，DES 的 ISR 发生率<6%。伴随着支架的广泛应用，更多的复杂病变应用 DES，在复杂病变中 DES 的 ISR 率增加到 10% 以上。最新的药物支架，比如依维莫司洗脱支架、佐他莫司洗脱支架等，在支架平台、药物载体、药物方面都做了很大的改进，目的就是降低 ISR 的发生率和增加安全性。

二、危险因素

再狭窄发生的危险因素主要有糖尿病、高血压、ISR 病史等。糖尿病是 ISR 的独立预测因素，其机制可能是胰岛素抵抗致内皮功能不全，激活生长因子，促进平滑肌细胞和炎性细胞增生，造成冠状动脉内膜增生，导致 ISR 的发生。高血压也是 ISR 的危险因素，可能和内皮功能不全有关。有 ISR 病史的患者支架术后容易再次出现狭窄，这与基因有关。另外，吸烟虽然是冠心病的危险因素，但是它却能降低 ISR 的发生，这可能和破坏内膜和抑制新生内膜增生有关。有些试验显示男性比女性更容易发生 ISR，随着年龄增加，ISR 发生的概率上升。

三、临床表现

虽然部分再狭窄的患者临床上没有症状，但是大部分患者会出现胸闷、胸痛等不适症状。金属裸支架 ISR 大多表现为不稳定型心绞痛，但是有 3.5%～25%的患者表现为急性心肌梗死。DES 的 ISR 的临床表现和裸支架 ISR 类似，大部分患者表现为心绞痛，只有 1%～20%的患者表现为急性心肌梗死。导致急性心肌梗死发生的机制是多方面的：首先，支架内完全闭塞很难和支架内血栓区别；其次，严重的 ISR 可能促进非闭塞血栓形成，导致急性非 ST 段抬高心肌梗死或者不稳定型心绞痛发作。在裸支架时代，ISR 平均发生在术后 5.5 个月，和心绞痛相比，急性心肌梗死发生的时间更早。并且弥散 ISR 更多表现为急性心肌梗死，出现症状更早。药物支架 ISR 的时间却没有详细的资料。理论上来说，药物支架 ISR 的时间窗应该比裸支架时间长，因为抗增生药物延迟了对损伤的生物学反应。

四、再狭窄的机制

药物支架由支架平台、药物、药物载体三部分组成，它们对支架的临床效果都有很重要的影响。在某些患者或同一个患者某些部分出现 ISR 的确切原因还有争议。ISR 的发生可能和生物因素、机械因素、技术因素有关。

1. 生物因素

（1）药物抵抗：目前临床上应用的药物支架其所使用的药物主要分为两大类：西罗莫司及其衍生物与紫杉醇。在药理学上，西罗莫司类药物是一种亲脂性大环内酯类抗生素，具有较强的免疫抑制作用和抗细胞增生作用，其可抑制处于 G 期的细胞向 S 期转化，达到抑制细胞增生的目的。紫杉醇是一种具有独特抗癌活性的化合物，其可阻断细胞分裂而使细胞发育停滞于 G_0/G 期，从而抑制血管平滑肌细胞的分裂、增生、迁移和信息传输，减少 ISR 的发生。目前的资料表明基因突变能影响机体对这些药物的敏感性，导致对西罗莫司及其衍生物与紫杉醇的抵抗。

（2）过敏：对于药物支架某一部分过敏是引起 ISR 的非常重要的机制。药物支架由支架平台、药物、药物载体三部分组成，过敏反应可能由对其中某一部分引起。新一代药物支架的聚合物可以生物降解，并通过进一步改进金属合金有望能减少过敏问题。

2. 机械因素

（1）支架膨胀不良：这是再狭窄发生非常重要的机制，尤其是长支架。很多支架膨胀不良在血管造影中不易发现，当支架的横截面面积明显小于同一位置血管的横截面面积、相邻位置的支架的横截面面积、参考血管管腔的面积时就应该考虑支架膨胀不良。IVUS 可以用来确定是否有支架膨胀不良，支架膨胀面积＜5mm² 就可以确定是支架膨胀不良。支架膨胀不良和支架植入技术有关，如支架直径较小、支架扩张压力较小、支架扩张时间过短等；同时也和病变本身有关；如血管直径、斑块体积、斑块的组成成分，特别是钙化病变。

（2）药物分布不均：药物能否穿透到组织内对于药物支架的效果来说很重要。试验表明，局部的血流改变、支架重叠、聚合物破坏会影响支架药物释放的均匀性。在处理复杂病变时，经常会出现支架膨胀不良和支架输送困难，这些情况都可能破坏了支架药物载体，进而影响了药物的释放，增加 ISR 的概率。

（3）支架断裂：多发生于右冠状动脉，特别是血管迂曲、长支架、支架重叠和闭环设计的支架增加支架断裂的机会。直接断裂引起的 ISR 常为局限型。支架断裂导致其结构被破坏，无法抵抗局部组织弹性回缩，药物在断裂局部洗脱和释放也减少，无法有效抑制内膜增生，就会增加支架 ISR 的概率。支架断裂和 ISR 经常同时存在。

3．技术因素

（1）球囊扩张超过支架范围：当球囊扩张超出了支架的边缘容易发生 ISR，ISR 的部位主要发生在支架的近端边缘。在以后的研究中，预扩张球囊用较短的球囊，支架完全覆盖球囊扩张的部位，后扩张的球囊用一个短的高压力球囊，ISR 率明显下降。

（2）支架间隙：和支架断裂类似，支架间隙造成支架不能完全覆盖病变。两个支架的间隙通常发生在预扩张球囊或后扩张球囊损伤的部位。在支架间隙，局部的药物分布很少。总之，考虑到支架重叠的安全性和有效性，支架间隙应该避免。

五、再狭窄的类型

再狭窄可分为下列类型：①局限性，即 ISR 的长度≤10mm；②弥散性，即 ISR 的长度＞10mm，但 ISR 全部在支架内；③弥散增生性，即 ISR 的长度＞10mm，且 ISR 延伸到支架外；④闭塞性，ISR 造成支架处冠状动脉完全阻塞，TIMI0 级。药物支架和裸支架 ISR 的类型不同。裸支架 ISR 的类型主要是非局限性狭窄，而药物支架 ISR 的类型主要是局限性狭窄。

六、临床处理策略的选择

对于药物支架再狭窄治疗的最佳方案仍然没有确定。常见的治疗方案有：常规的球囊扩张术、切割球囊、药物球囊、裸支架、相同的支架、不同的支架、血管腔内放疗、冠状动脉旁路移植手术，但是药物支架 ISR 的病因复杂，使介入医师面对患者很难做出一个合适的选择。很多观察试验评估了 ISR 治疗的造影结果和临床预后。然而，在这些研究中登记的患者数量很少，治疗的方案多种多样，并且结果非常不一致，以致不能从中得出最佳的治疗方案。

（1）相同的支架和不同的支架：药物支架 ISR 的一种病因是药物抵抗，因此应用不同的支架应该比应用同一种支架更有效。ISAR-DESIRE 研究入选 450 名患者，用不同的药物支架和相同的药物支架治疗 SESISR，主要是局限性狭窄。在 6～8 个月的随访中支架晚期丢失方面没有区别，1 年的临床事件靶血管重建、死亡、心肌梗死、支架内血栓没有区别。但是这些入选患者主要是局限性狭窄，病因可能不是药物抵抗，而可能是支架间隙、损伤区未覆盖、支架断裂、局部药物释放不完善、聚合物在支架输送过程中损伤，或其中几个因素的综合。弥漫性狭窄更可能是药物抵抗引起，用不同类型的支架治疗弥漫性狭窄需要更进一步研究。

（2）血管内放疗（VBT）：它曾经被认为是治疗 ISR 有效的方法。但是进行 VBT 操作复杂，特别是处理放射性物质非常麻烦，并且很多医院没有这种设备，近年来 VBT 应用明显减少。不过最近发表的一项对比药物支架和 VBT 治疗 ISR 的研究，经过 5 年随访，VBT 的治疗效果并不劣于药物支架。

（3）冠状动脉旁路移植手术：临床上药物支架 ISR 多种多样，冠状动脉旁路移植手术有时也可以作为一种治疗选择。如当患者多个血管的 ISR，特别是弥漫性狭窄，或重要血管的 ISR 时，CABG

是一种选择。如果患者服用双联抗血小板药物有并发症、对抗血小板药物有抵抗或者有依从性问题，这时候可以考虑行 CABG。

（4）药物球囊：这是一种新的很有希望的治疗策略。药物球囊理论上的先进性在于不需要增加第二层金属就可以输送抗 ISR 的物质。2006 年，Scheller 等在新英格兰杂志发表的紫杉醇涂层球囊治疗支架内 ISR 的临床研究（PACCOCATH ISR I）是第一个有关于药物球囊治疗支架内 ISR 的临床试验，共入选 52 例患者，对支架内 ISR 的患者分别给予普通球囊和紫杉醇涂层球囊，6 个月随访时紫杉醇涂层球囊组的晚期管腔丢失为（0.03±0.48）mm，显著低于普通球装的（0.74±0.86）mm；12 个月的主要心脏事件在普通球装组为 31%，而药物球囊组为 4%。这一结果被长达 2 年的随访及后续的 PACCO-CATHISR II 和 PEPCAD II -ISR 研究进一步证实。ISAR-DESIRE 3 试验是一项前瞻性、随机、阳性对照、多中心研究，旨在研究对比药物球囊、DES 和单纯球囊扩张三种方法治疗 DESISR 的有效性。该试验共入选了 402 位 DES-ISR 患者，随机分成药物球囊组（$n=137$）、DES 组（$n=131$）、单纯球囊（$n=134$）三组。主要终点为随访造影所示的管腔丢失百分比。结果显示：药物球囊组为 38.0%，DES 组为 37.4%，单纯球囊扩张组为 54.1%，药物球囊效果非劣于 DES（P 值为 0.007～0.01），DES、药物球囊效果均优于单纯球囊扩张（$P<0.01$）。次要终点为造影随访时不良心血管事件的发生率、死亡及心肌梗死发生率。结果显示药物球囊组为 4.4%，DES 组为 6.9%，单纯球囊扩张组为 6.8%，各组间比较均统计学差异不明显；三组的 ISR 率分别为 26.5%、24.0%、56.7%，药物球囊组与 DES 组无差异（$P=0.61$），药物球囊组和 DES 组均较单纯球囊扩张组显著降低（$P<0.001$，$P<0.001$）；靶病变再血运重建率分别为 22.1%、13.5% 和 43.59%，药物球囊组与 DES 组无差异（$P=0.09$），药物球囊和 DES 均较单纯球囊扩张组显著低（$P<0.001$）。总之上述研究中入选的病例都较少，部分研究结论不太一致，其疗效还需要多中心、大样本随机对照研究进一步证实。作为一项新兴的治疗手段，药物球囊还是显现出了巨大前景，随着研究的不断进展和完善，同时伴随着药物球囊技术的不断改进，药物球囊有望在治疗 DESISR 中发挥更大的作用。

（5）切割球囊：其外形和普通球囊相似，不同的是其表面有 3～4 个金属片。扩张时，这些刀片会沿血管纵轴方向呈辐射状切开 3～4 个切口，由内到外依次切开内膜、斑块纤维帽、弹力纤维和平滑肌，内膜撕裂减少，进而减少血管弹性回缩、局部的炎症反应、内膜的增生反应，最终减少 ISR 的发生。Ates 等进行的切割球囊治疗 ISR 的研究，进行 6～12 个月的造影随访，结果显示局限性狭窄病例患者 ISR 率明显低于弥漫性 ISR 的病例。切割球囊应该被列为治疗局限性 ISR 的一线治疗手段。

目前药物洗脱支架 ISR 发生的机制，对于患者进行个体化治疗。一般来说，对于弥漫性 ISR，还是建议考虑不同的药物支架或药物球囊，如果是多支病变，可以考虑冠状动脉旁路移植手术。对于局限性狭窄，如果发生在支架边缘，建议在此植入一枚短支架，如果发生在支架体部，根据支架发生的原因采取不同的处理策略：支架膨胀不良，给予球囊扩张；支架断裂，植入短支架；其他情况，可以采用药物支架或切割球囊。因为 ISR 的研究较少，需要进一步研究。

第七节　PCI 的并发症及防治

经皮冠状动脉介入治疗（PCI），是指经心导管技术疏通狭窄甚至闭塞的冠状动脉管腔，从而改善心肌的血流灌注的治疗方法。随着冠心病发病率的提高及医疗技术的不断进步，经皮冠状动脉介入治疗已广泛应用于心血管疾病的治疗。虽然 PCI 可有效改善心肌的血流灌注，但由于 PCI 术为有创性检查及治疗，术中、术后有一定比例的并发症，部分并发症可危及生命，因此如何防治术中、术后并发症是我们临床工作中应重视的问题。

一、PCI 并发症的发生率

来自 NCDR Cath PCI 的数据显示，美国 2004—2007 年 PCI 的病死率为 1.27%，其中 ST 段抬高心肌梗死患者的病死率为 4.81%。另一项研究分析了美国 2005—2009 年近 46 万例 PCI 的数据，结果显示 PCI 病死率为 1.08%，并发症总发生率为 7.10%。国内单中心数据显示，PCI 并发症总发生率为 5.53%，住院期间病死率为 0.59%。PCI 并发症的危险因素包括高龄、合并其他疾病（如糖尿病、慢性肾病、心力衰竭等）、多支病变、高危病变及患者临床状况不良（如 ST 段抬高心肌梗死、心源性休克等）。除患者因素外，术者经验也和并发症发生密切相关。美国的一项研究结果显示，按照手术量多少将医师分为四组，从高到低，四组的手术死亡率分别为 0.59%、0.87%、1.15% 和 1.68%，并发症总发生率分别为 5.51%、6.40%、7.75% 和 10.91%。此外，一些新技术的应用对并发症的发生也有影响，如血管内超声的使用有助于减少院内病死率，但也增加了入路血管的并发症发生率。

二、PCI 并发症及防治

（1）急性冠状动脉闭塞：此并发症大多数发生在术中或离开导管室之前，也可发生在术后 24 小时。可能由主支血管夹层、壁内血肿、支架内血栓、斑块和（或）嵴移位及支架结构压迫等因素所致。主支或大分支闭塞可引起严重后果，立即出现血压降低、心率减慢，甚至很快导致心室颤动、心室停搏而死亡。上述情况均应及时处理或植入支架，尽快恢复冠状动脉血流。

（2）无复流：推荐冠状动脉内注射替罗非班、钙通道阻滞药、硝酸酯类、硝普钠、腺苷等药物，或应用血栓抽吸及植入 IABP，可能有助于预防或减轻无复流，稳定血流动力学。关于给药部位，与冠状动脉口部给药比较，经灌注导管在冠状动脉靶病变以远给予替罗非班可改善无复流患者心肌灌注。

（3）冠状动脉穿孔：这是少见但非常危险的并发症。发生穿孔时，可先用直径匹配的球囊在穿孔处低压力扩张封堵，对供血面积大的冠状动脉，封堵时间不宜过长，可间断进行，对小穿孔往往能奏效；如果穿孔较大或低压力扩张球囊封堵失败，可植入覆膜支架封堵穿孔处，并停用血小板膜糖蛋白Ⅱb/Ⅲa 受体拮抗药（GPI），做好心包穿刺准备。监测活化凝血时间（ACT），必要时应用鱼精蛋白中和肝素。若介入手段不能封堵破口，应行急诊外科手术。若出现心脏压塞则在维持血流动力学稳定的同时立即行心包穿刺或心包切开引流术。指引导丝造成的冠状动脉穿孔易发生延迟心脏压塞，需密切观测，若穿孔较大，必要时应用弹簧圈封堵。无论哪种穿孔类型，都应在术后随访超声心动图，以防延迟的心脏压塞发生。

（4）支架血栓形成：其虽发生率较低（30 天内发生率 0.6%，3 年内发生率 2.9%），但病死率高达 45%。与支架血栓形成的相关危险因素主要包括：①高危患者，如糖尿病、肾功能不全、心功能不全、高残余血小板反应性、过早停用 DAPT 等；②高危病变，如 B2 或 C 型复杂冠状动脉病变、完全闭塞、血栓及弥散小血管病变等；③操作因素，植入多个支架、长支架、支架贴壁不良、支架重叠、Crush 技术，支架直径选择偏小或术终管腔内径较小、支架结构变形、分叉支架、术后持续慢血流、血管正性重构、病变覆盖不完全或夹层撕裂等操作因素；④支架自身因素，对支架药物涂层或多聚物过敏、支架引起血管局部炎症反应、支架断裂、血管内皮化延迟等。

支架内血栓的预防措施包括：①术前及围术期充分 DAPT 和抗凝治疗，对高危患者或病变，可加用 GPI，但应充分权衡出血与获益风险；②选择合适的介入治疗方案。应权衡利弊，合理选用球囊扩张术、BMS 或 DES 植入术；支架贴壁要尽可能良好，建议高压力释放支架（必要时选用后扩张球囊），尽量减少支架两端血管的损伤；对选择性患者，可选用 IVUS 指导；③强调术后充分使用 DAPT。

一旦发生支架血栓，应立即行冠状动脉造影，建议行 IVUS 或 OCT 检查，明确支架失败原因，对血栓负荷大者，可采用血栓抽吸，可应用 GPI 持续静脉输注 48 小时。球囊扩张或重新植入支架仍是主要治疗方法，必要时可给予冠状动脉内溶栓治疗，应检测血小板功能、了解有无高残余血小板反应性，以便调整抗血小板治疗，对反复、难治性支架血栓形成者，必要时需外科手术治疗。

（5）支架脱载：较为少见，多见于病变未经充分预扩张（或直接支架术）、近端血管扭曲（或已植入支架）、支架跨越狭窄或钙化病变阻力过大且推送支架过于用力时，或支架植入失败、回撤支架至指引导管内时，因支架与指引导管同轴性不佳、支架与球囊装载不牢，导致支架脱载。术前充分预判病变特点及预处理病变（如钙化病变采取旋磨术预处理等），是防止支架脱落的有效手段。发生支架脱落后，若指引导丝仍在支架腔内，可经导丝送入直径≤1.5mm 小球囊至支架内偏远端，轻微扩张后，将支架缓慢撤入指引导管。若因支架近端变形无法撤入指引导管，可先更换更大外径指引导管重新尝试；也可经另一血管路径，送入抓捕器，将支架捕获后取出。如上述方法无效，可沿指引导丝送入与血管直径 1:1 球囊将支架原位释放，或植入另一支架将其在原位贴壁。必要时行外科手术，取出脱载支架。

（6）出血：围术期出血是引发死亡及其他严重不良事件的主要危险因素。大出血（包括脑出血）可能直接导致死亡，出血后停用抗栓药物也可能导致血栓事件乃至死亡。

出血的预防措施包括：所有患者 PCI 术前均应评估出血风险（Ⅰ，C），建议用 CRUSADE 评分评估出血风险；建议采用桡动脉路径（Ⅰ，A）；对出血风险高的患者（如肾功能不全、高龄、有出血史及低体重等），围术期优先选择出血风险较小的抗栓药物，如比伐卢定、磺达肝癸钠等；PCI术中根据体重调整抗凝药物剂量；监测 ACT，以避免过度抗凝。

出血后是否停用或调整抗血小板和抗凝药物，需权衡出血和再发缺血事件风险进行个体化评价。出血后通常首先采用非药物一般止血措施，如机械压迫止血；记录末次抗凝药或溶栓药的用药时间及剂量、是否存在肝肾功能损害等；估算药物半衰期；评估出血来源；检测全血细胞计数、凝血指标、纤维蛋白原浓度和肌酐浓度；条件允许时行药物的抗栓活性检测；对血流动力学不稳定者静脉补液和输注红细胞；必要时使用内镜、介入或外科方法局部止血；若出血风险大于缺血风险，尽快停用抗栓药物。若上述方法效果不满意，可进一步采用药物治疗的方法：应用鱼精蛋白中和肝素，以硫酸鱼精蛋白1mg/80～100U 肝素剂量注射，总剂量一般不超过50mg；鱼精蛋白可中和60%的低分子量肝素（LMWH），LMWH 用药不足 8 小时者，可以硫酸鱼精蛋白 1mg/100U 抗Ⅹa 活性剂量注射，无效时可追加 0.5mg/100U 抗Ⅹa 活性。在停用阿司匹林或替格瑞洛 3 天，氯吡格雷 5 天后，应再次权衡出血和再发缺血事件的风险，适时恢复适度的抗检治疗。

（7）血管并发症：主要与穿刺点相关，其危险因素有女性、年龄≥70 岁、体表面积<1.6m²、急诊介入治疗、外周血管疾病和围术期应用 GPI。

股动脉穿刺主要并发症及其防治方法如下：①穿刺点及腹膜后血肿，少量局部出血或小血肿且无症状时，可不予处理。血肿较大、出血过多且血压下降时，应充分加压止血，并适当补液或输血。若 PCI 后短时间内发生低血压（伴或不伴腹痛、局部血肿形成），应怀疑腹膜后出血，必要时行超声或 CT 检查，并及时补充血容量；②假性动脉瘤，多普勒超声可明确诊断，局部加压包扎，减少下肢活动，多可闭合。对不能压迫治愈的较大假性动脉瘤，可在超声指导下向瘤体内注射小剂量凝血酶治疗。少数需外科手术治疗；③动静脉瘘，少部分可自行闭合，也可做局部压迫，但大的动静脉瘘常需外科修补术；④动脉夹层和（或）闭塞，可由指引导丝或导管损伤血管内膜或斑块脱落引起。预防的方法包括低阻力和（或）透视下推送导丝、导管。

桡动脉穿刺主要并发症及其防治方法如下。①桡动脉术后闭塞：发生率<5%。术前常规行 Allen 试验检查桡、尺动脉的交通情况，术中充分抗凝，术后及时减压，能有效预防桡动脉闭塞和 PCI 后手部缺血；②桡动脉痉挛：较常见，穿刺时麻醉不充分、器械粗硬、操作不规范或指引导丝进入分支，均增加痉挛发生概率。桡动脉痉挛时，严禁强行拔出导管，应首先经动脉鞘内注射硝酸甘油 200~400μg、维拉帕米 200~400μg 或地尔硫䓬5mg（必要时反复给药），直至痉挛解除后再进行操作；③前臂血肿：可由亲水涂层导丝穿孔桡动脉小分支或不恰当应用桡动脉压迫器引起，预防方法为透视下推送导丝；如遇阻力，应做桡动脉造影。术后穿刺局部压迫时应注意明确压迫血管穿刺点；④筋膜间隙综合征：少见但后果严重。当前臂血肿快速进展引起骨筋膜室内压力增高至一定程度时，常会导致桡、尺脉及正中神经受压，进而引发手部缺血、坏死。因此一旦发生本征，应尽快外科手术治疗；⑤假性动脉瘤：发生率低于 0.01%，若局部压迫不能奏效，可行外科手术治疗。

（8）对比剂导致的急性肾损伤（CIAKI）：可应用 AGEF 评分系统评估 CIAKI 的风险。影响 AGEF 评分的因素包括：年龄、eGFR 和 LVEF。其计算公式为：AGEF 评分＝年龄/LVEF（%）＋1 [如 eGRF<60mL/（min·1.73m²）]。有研究显示，AGEF 评分<0.92、0.92~1.16 和>1.16 的 CIAKI 发生率分别为 1.1%、2.3% 和 5.8%。AGEF 评分增高是 CIAKI 发生的独立预测因素。

水化疗法是应用最早、被广泛接受、可有效减少 CIAKI 发生的预防措施。对 CKD 合并慢性心力衰竭患者，可在中心静脉压监测下实施水化治疗，以减少 CIAKI 的发生。近年来，包括荟萃分析、PRATO-ACS 研究，尤其是纳入 2998 例中国患者的 TRACK-D 研究（瑞舒伐他汀 10mg/d）等提示，他汀治疗对预防 CIAKI 有一定效果。

参考文献

[1] 陈协辉. 现代老年心血管病[M]. 北京：科学技术文献出版社，2019.

[2] 刘勇. 心血管疾病诊疗精粹[M]. 北京：科学技术文献出版社，2019.

[3] 宋雷，惠汝太. 心血管疾病与精准医学[M]. 北京：人民卫生出版社，2015.

[4] 曹勇. 心血管疾病介入治疗[M]. 北京：科学技术文献出版社，2019.

[5] 郑铁生，王书奎. 心血管系统疾病[M]. 北京：人民卫生出版社，2019.

[6] 李德才. 心血管常见病诊疗实践[M]. 北京：科学技术文献出版社，2019.

[7] 曹爱林. 现代心血管疾病综合治疗[M]. 北京：科学技术文献出版社，2019.

[8] 高辉. 心血管疾病检验诊断与临床[M]. 北京：科学技术文献出版社，2019.

[9] 冯六六. 心血管疾病诊治与介入进展[M]. 北京：科学技术文献出版社，2019.

[10] 于海华. 心血管疾病临床诊断与治疗[M]. 北京：科学技术文献出版社，2019.

[11] 杨明. 心血管疾病预防与治疗进展[M]. 北京：科学技术文献出版社，2019.

[12] 林海云. 实用心血管内科疾病诊疗精要[M]. 北京：科学技术文献出版社，2019.

[13] 龚辉. 临床心血管系统疾病诊治思维[M]. 北京：科学技术文献出版社，2019.

[14] 张立国. 心血管疾病临床思路与诊疗实践[M]. 北京：科学技术文献出版社，2019.

[15] 王晓军，孟祥磊. 心血管系统疾病治疗药物处方集[M]. 北京：人民卫生出版社，2019.

[16] 刘达兴. 心血管外科常见病诊断与治疗[M]. 北京：科学技术文献出版社，2019.

[17] 程芳洲. 心血管病诊断思路与治疗策略[M]. 北京：科学技术文献出版社，2019.

[18] 高占义. 临床常见心血管疾病诊疗方案[M]. 北京：科学技术文献出版社，2019.

[19] 王阶. 实用心血管病证中西医治疗学[M]. 北京：人民卫生出版社，2019.

[20] 刘琼. 临床内科与心血管疾病[M]. 北京：科学技术文献出版社，2018.

[21] 肖齐凤. 新编心血管内科护理实践[M]. 北京：科学技术文献出版社，2018.

[22] 赵建国. 现代心血管疾病诊疗学[M]. 北京：科学技术文献出版社，2018.

[23] 郭三强. 心血管疾病诊疗与介入应用[M]. 北京：科学技术文献出版社，2018.

[24] 杨志宏. 心血管内科疾病诊治与新技术应用[M]. 北京：科学技术文献出版社，2018.

[25] 高长青. 心血管外科临床路径[M]. 北京：人民军医出版社，2018.

[26] 赵冰. 心血管系统疾病[M]. 北京：中国医药科技出版社，2018.

[27] 黄智钢. 现代老年心血管病[M]. 北京：科学技术文献出版社，2018.

[28] 马小静，何亚峰，陈鑫. 心血管影像解剖图谱[M]. 北京：人民卫生出版社，2018.

[29] 马小静，熊青峰，李菁. 心血管医生学影像[M]. 北京：人民卫生出版社，2018.

[30] 陈韵岱，董蔚. 心血管内科临床路径[M]. 北京：人民军医出版社，2018.

[31] 马小静，陈艳，吴洋，李建国. 心血管疾病影像图谱[M]. 北京：人民卫生出版社，2018.

[32] 冯琳. 新编心血管疾病诊断与治疗[M]. 北京：科学技术文献出版社，2018.

[33] 孙蓓. 心血管内科常见病诊疗[M]. 北京：科学技术文献出版社，2018.

[34] 王怀龙，李景隆，靳冰. 临床心血管疾病诊疗精要[M]. 北京：科学技术文献出版社，2018.

[35] 曾敏. 老年心血管疾病诊疗精要[M]. 北京：人民卫生出版社，2018.